PV loop マニュアル

心不全を絵解きする

循環動態アカデミー 編著

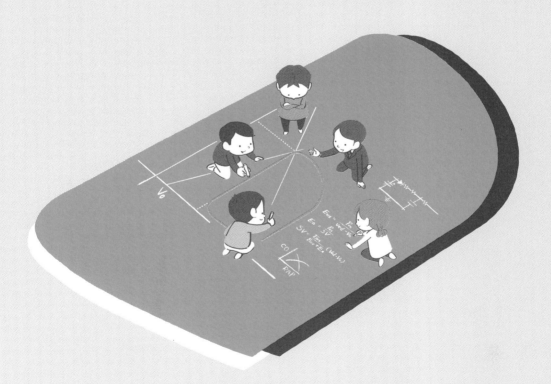

PV LOOP MANUAL
DRAWING HEART FAILURE

南江堂

【Web動画サービスに関するご案内】

本書に関連する内容の一部については，南江堂ホームページにおいて動画として閲覧いただけます．

https://www.nankodo.co.jp/secure/9784524204472_index.aspx

【　パスワード　　　　　　　　　　　　】

ご使用のインターネットブラウザに上記URLを入力いただくか，上記2次元バーコードを読み込むことによりメニュー画面が表示されますので，パスワードを入力してください．ご希望の動画を選択することにより，動画が再生されます．
なお，本Web動画サービスについては，以下の事項をご了承のうえ，ご利用ください．

- 本動画の配信期間は，本書第1刷発行日より5年間を目途とします．ただし，予期しない事情によりその期間内でも配信を停止する可能性があります．
- パソコンや端末のOSのバージョン，再生環境，通信回線の状況によっては，動画が再生されないことがあります．
- パソコンや端末のOS，アプリの操作に関しては南江堂では一切サポートいたしません．
- 本動画の閲覧に伴う通信費などはご自身でご負担ください．
- 本動画に関する著作権はすべて（株）南江堂にあります．動画の一部または全部を，無断で複製，改変，頒布（無料での配布および有料での販売）することを禁止します．

執筆者一覧

編著

循環動態アカデミー

執筆 (執筆順)

朔　啓太 ★☆	国立循環器病研究センター研究所循環動態制御部
坂本隆史 ★☆	九州大学循環器内科
市原慎也	国保旭中央病院循環器内科
平木那奈	国立循環器病研究センター研究所循環動態制御部
西浦照二	国立循環器病研究センター研究所循環動態制御部
土岐美沙子 ☆	心臓病センター榊原病院臨床検査科
西川拓也 ☆	国立循環器病研究センター研究所研究推進支援部
福満雅史	国立循環器病研究センター研究所循環動態制御部
大場健太	国立循環器病研究センター研究所循環動態制御部
伊藤朋晃 ☆	小倉記念病院検査技師部工学課
砂川賢二	循環制御システム研究機構
佐藤　啓	国立循環器病研究センター研究所循環動態制御部
横田翔平	国立循環器病研究センター研究所循環動態制御部／大阪市立総合医療センター心臓血管外科
大竹正紘	国立循環器病研究センター研究所循環動態制御部
松下裕貴	国立循環器病研究センター研究所循環動態制御部
鵜木　崇	国立循環器病研究センター研究所循環動態制御部／済生会熊本病院循環器内科
大西勝也	大西内科ハートクリニック
宍戸稔聡	国立循環器病研究センター研究所研究推進支援部
川田　徹	国立循環器病研究センター研究所循環動態制御部
杉浦清了	株式会社 UT-Heart 研究所

★ 編集取りまとめ担当
☆ 循環動態アカデミーメンバー

刊行にあたって

　私が初めてPV loopに出会ったのは学生時代でしたが，本当に向き合ったのは大学院に入ってからです．私の師匠は砂川賢二先生（the father of E_a）で，大学院時代，毎週木曜日と金曜日に開催される研究カンファレンスでは，両手でバッテンの形（E_{es}とE_aの関係や心拍出量曲線と静脈還流の関係）をつくりながら，実験データのPV loopや循環平衡を解説してくれました．

　私の大学院時代の心力学のバイブルは，「Cardiac Contraction and the Pressure-Volume Relationship（佐川喜一先生，Lowell Maughan先生，菅弘之先生，砂川賢二先生）」という青いカバーの教科書で，研究室ではBlue bookと呼んでいました．砂川研究室で3周以上は輪読したBlue bookですが，実は今も自分の研究室の若手メンバーと砂川先生で同書を用いた勉強会をしています．PV loopという非常に単純化されたコンセプトの端々が，先人たちの想像を絶する深い疑問，気づき，考察に基づいていたのだということをあらためて知り，思わず感嘆の声をあげることが今でもあります．

　Blue bookの重要な部分を，"専門家でない読者でも通読できる読みものにつくり変え，臨床に活かしてもらう"ことが本書の真のコンセプトです．Ⅰ章ではPV loopを構成する要素について，Ⅱ章では心疾患時や治療時のPV loopについて，Ⅲ章ではややアドバンスな心血管機能をPV loopを用いて解説しています．本書は，難しい部分はやはり難しいこととして，簡単にではなく丁寧に解説することを心がけました．定義を明確にした本質的理解のうえで，思考を繰り返すことがこの知を臨床に活かす近道なのではないか，と考えているからです．それぞれの執筆者において表現方法が若干異なる場合がありますが（EDVとV_{ed}など），各人のパッションを最優先にしつつ，Ⅰ章は歴史的に用いられてきた表現方法（前述の例であればV_{ed}）に揃えるように意識しました．

　本書の編集は，循環動態アカデミーです．この研究会は循環動態の正しい知識を伝え，臨床に活かすという目標のもと，幹事メンバーの講演スライドの共有をメインとし，年に数回の研究会などを行ってきました．この原稿を書いている2025年2月の時点で会員は4,193名です．設立時（2019年3月）に「5年間で教科書を出版する」という目標を立てましたが，気づけば丸6年が経ってしまいました．

　読者の皆様，大変長らくお待たせしました．現代における最も丁寧かつ詳細な心力学解説書，『PV loopマニュアル』です．まずは2周ほど通読してみてください．循環動態データを読んでいるときにふと，大きく変わった自分を実感できると思います．

循環動態アカデミー
国立循環器病研究センター研究所循環動態制御部
朔　啓太

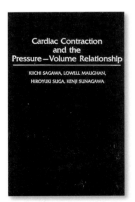

Cardiac Contraction and the Pressure-Volume Relationship
Oxford University Press, 1988

目次

Case Discussion
PV loopで症例を絵解きしよう！ ……………… 朔 啓太，坂本隆史，市原慎也 001

Ⅰ章　PV loop を描く
PV loop で捉える心臓のしくみ・はたらき

01 **心機能研究の歴史**
巨人の肩，眼下に広がる世界 ……………… 平木那奈，西浦照二 012

02 **心構造と心周期**
ドクンドクンの成り立ち ……………………………… 土岐美沙子 021

03 **収縮性**
心臓は硬さが変わる袋 ……………………… 平木那奈，朔 啓太 025

04 **拡張性**
硬い心臓には血液が還ってこない!? ……………………… 西川拓也 034

05 **後負荷**
心室と血管のおしくらまんじゅう ……………………… 福満雅史 040

06 **心拍数**
心拍数の「深さ」の本質 ……………………… 大場健太，朔 啓太 047

07 **弛緩性**
頻脈による不完全な弛緩 ……………………………… 西川拓也 056

08 **前負荷**
すべての要素が前負荷を決める ……………………… 伊藤朋晃 061

Column
ワインと実効動脈エラスタンス ……………………… 砂川賢二 069

Ⅱ章　PV loop で診る
PV loop で病気がみえる

01 **左室収縮能が保たれた心不全**
PV loopで定義するHFpEF ……………………… 佐藤 啓 072

02 **虚血性心疾患**
虚血が引き起こすダイナミックな心機能変化 ……………… 横田翔平 080

03 弁膜症
弁膜症はなぜ心臓にわるいのか？ ················ 大竹正紘，松下裕貴　087

04 機械的補助循環
循環維持と酸素消費マネジメント ················ 伊藤朋晃，鵜木　崇　097

05 心エコー指標とPV loop
心臓の形態と心内圧を可視化する ················ 土岐美沙子　107

06 循環指標とPV loop
循環モニターからイメージするPV loop ················ 伊藤朋晃　116

Column
PV loopを日常臨床でどう活用するか？ ················ 大西勝也　125

Ⅲ章　PV loop を深掘る
PV loop マイスターへの道

01 心室間相互作用
心室同士のおしくらまんじゅう ················ 西川拓也　128

02 一心拍推定法
心室圧を用いた収縮性の計り方 ················ 宍戸稔聡　132

03 心臓エナジェティクス
PV loopでわかる心臓の仕事 ················ 鵜木　崇　139

04 右心のPV loop
左室にはない右室の事情 ················ 松下裕貴　147

05 自律神経調節
脳が決める循環の機能 ················ 川田　徹　156

06 PV loop測定法
ダイレクト測定法の世界 ················ 横田翔平　161

Column
佐川研究室の思い出 ················ 杉浦清了　168

Web動画サービスに関するご案内 ················ iii
用語解説 ················ viii
索引 ················ 170

用語解説

心室圧容積軌跡 (PV loop) pressure–volume relationship	心周期における心室の圧と容積の軌跡. このなかに人類の心力学理解の過程が詰め込まれている！
循環平衡 circulatory equilibrium	心臓から拍出される心拍出量と心臓へ返ってくる静脈還流量が等しくなると循環が平衡状態に達するという, 循環動態の捉え方の枠組み.
心拍出量曲線 cardiac output curve	「心拍出量は前負荷（心房圧・収縮末期圧）に応じて上昇する」という関係性を表す曲線. 心臓のポンプ機能を理解するために重要な考え方. 統合心拍出量曲線まで理解できたら完璧！（Ⅰ章-1参照）.
静脈還流平面 venous return surface	「静脈還流量は心房圧が高いと低下する」という関係性を表し, 静脈還流量・左房圧・右房圧の3次元で記述する平面. Guytonの循環平衡を拡張したこのモデルによって循環の全体像が把握できるようになった.
前負荷 preload	心臓に還流し, 拡張させる負荷. 拡張末期容積/拡張末期圧が前負荷を表す指標となる. 「前負荷とは結果である」の意味がわかるようになれば本書の内容は免許皆伝！
後負荷 afterload	心臓からの拍出を妨げる負荷. 定義が揃わないと議論が噛み合わないことがある. 実効動脈エラスタンスが一人歩きしないように, 基本的理解が重要.
実効動脈エラスタンス (Ea) effective arterial elastance	後負荷の指標. 一回拍出量とそれにより発生する平均動脈圧との比から求める実効的な動脈の硬さ. 成り立ちに立ち返り, 心室-動脈カップリングとともに理解することが大事（Ⅰ章-5参照）.
収縮末期圧容積関係 (ESPVR) end-systolic pressure–volume relation	負荷を変えながらPV loopを複数記述した際の, 各心周期の収縮末期における圧容積の関係. PV loopの左肩を結んだラインと説明することがあるが, PV loopからみたら右肩か？
収縮期末エラスタンス (Ees) end-systolic elastance	ESPVRの傾きで, 心室の負荷非依存の収縮性の指標. 菅弘之先生は当初, 心臓が最も硬くなるという意味で最大弾性率Emaxと命名したが, 現在はEesを用いることが多い.
時変エラスタンス [E(t)] time varying elastance	心臓のエラスタンス（弾性・硬さ）は, 収縮期・拡張期などの心周期により変化する. 菅弘之先生は趣味の電気電子工作で使う可変コンデンサと心臓における観察の相似に気づき, $P(t)=E(t)×V(t)$ の式に至った.
拡張末期圧容積関係 (EDPVR) end-diastolic pressure–volume relation	負荷を変えながらPV loopを複数記述した際の各心周期の拡張末期における圧容積の関係. 心臓の拡張性を表す. このカーブが心拍出量曲線のカーブをつくっていると理解できたとき, 「拡張性」の本質がわかる.
収縮末期容積 (Ves, ESV) end-systolic volume	収縮末期における心室の容積. 実はさまざまな機能の結果で決まる. 「弁膜症や心臓外科手術においてなぜESVが重要か？」は心力学に答えがある！
収縮末期圧 (Pes, ESP) end-systolic pressure	収縮末期における心室内圧. 収縮末期圧と平均血圧がおおよそ同じという近似をおいたことでこの世界が一気につながったというエピソードはⅠ章-3に記載.
拡張末期容積 (Ved, EDV) end-diastolic volume	拡張末期における心室の容積であり前負荷の指標. EDVが大きいことと拡張末期圧（EDP）が高いことは必ずしも一致せず, EDPと左房圧も必ずしも一致しない. 心臓におけるさまざまな異常がEDP高値をつくり上げる.
拡張末期圧 (Ped, EDP) end-diastolic pressure	拡張末期における心室内圧であり前負荷の指標. EDPによって, 経皮的左室補助装置挿入を検討するアルゴリズムが普及してきた現在, 「EDPとは何か？」をもう一度整理したい.
収縮期圧容積面積 (PVA) pressure–volume area	PV loop, ESPVR, EDPVRによって囲まれる領域の面積. 心筋酸素消費量を規定する重要な因子. 心室の負荷とPV loopをつなげるキーである.
心筋酸素消費量 (MVO₂) myocardial oxygen consumption	心筋の酸素消費量. 「なぜPV loopを知る必要があるか？」という問いにおける答えの一つ. 反時計回り, 四角形のグラフを書くことは心臓の声を聞くことである.
平均循環充満圧 (MCFP) mean circulatory filling pressure	心臓が静止したときに全循環の圧が等しくなった場合の圧. 負荷血液量の指標. Guytonが現在の医療にもたらしてくれた循環理解の道筋は, この圧を理解することから始まる！（Ⅰ章-8参照）.
負荷血液量 (SBV) stressed blood volume	循環において圧の発生に寄与している血液量. 静脈還流を規定する重要な因子の一つ. 有効循環血液量と類似の概念であり, 循環を理解するうえできわめて重要.
無負荷血液量 (UBV) Unstressed blood volume	心臓・血管の圧がゼロになったときの血液量. 心臓や血管の機械的構造によって決まるが, 交感神経活動などによっても変動する.
心室間相互作用 ventricular interdependence	左右の心室が物理的に接しているため, 互いの圧が反対の心室へ与える影響. 定義や想定している現状がこの語句を用いる人によって異なる. 直接的影響・間接的影響を整理し, Ⅲ章-1で解説している.
一心拍推定法 single beat estimation	本来のEesの測定には負荷を変えながら複数のPV loopを取得する必要があるが, 一心拍からEesを推定する手法. 一見すると夢の手法であるが, 臨床でそれほど普及しない. その背景はⅢ章-2で解説している.

Case Discussion

PV loopで症例を絵解きしよう！

司会　**朔　啓太**
プレゼンター　**坂本隆史**
挑戦者（PV loopビギナー）　**市原慎也**

Introduction

朔　本書は，Pressure-Volume loop（PV loop）の解説と臨床での応用に特化した教科書です．詳細はⅠ章以降で解説しますが，本項でもPV loopの大まかな解説をしたうえで症例検討をしてみたいと思います．

　PV loopは心室の圧と容積の関係です．図1の左室のPV loopを見てみましょう．横軸が左室容積，縦軸が左室圧です．右下が拡張末期で等容収縮期があって，大動脈弁が開いた後，心臓から血液が駆出されます．血液が駆出されると心室容積が減るので，動作点が左側に向かい，PV loopの横幅は一回拍出量（SV）となります．ある程度心室から血液が出たところで圧が下がり始めると大動脈弁が閉じて，ここで収縮期が終わります．すなわち，右下が拡張末期であるのに対して，左上が収縮末期となります．収縮期が終わると，今度は等容性拡張期があって，その後に僧帽弁が開いて血液が左室に入ってきます．こうしてPV loopは反時計回りに四角いループを描きます．マウスでもヒトでも実際にPV loopを測定してみると，皆同じようなループになることがわかっています．

　ループが四角形ということは，対角線上の2点がわかれば，おおよその大きさや形を想像できるということになります．右下の拡張末期の圧［P_{ed}（EDP）］と容積［V_{ed}（EDV）］は，心エコーや心臓カテーテル検査など，さまざまな臨床データから得ることができます．左上の収縮末期の圧（P_{es}）

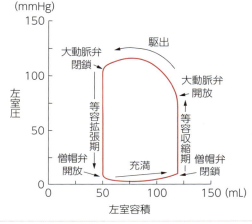

図1　PV loopの基本

と容積（V_{es}）も同様に，平均血圧（≒P_{es}）と心エコーで得ることができます．なかには難しい症例もありますが，これらのことから対角線上の2点の情報を得ることはそれほど難しくはありません．

　そして大切なことは，このPV loopには，収縮性（E_{es}）・拡張性（EDPVR），前負荷（P_{ed}，V_{ed}）・後負荷（E_a）といったさまざまな心血管の性質が含まれており，また心臓の仕事量はループの面積で表せるということです．本書ではこれらについて一つずつ説明していきます．

　さて，症例検討に入る前に，心血管カップリングの概要と心筋酸素消費および収縮期圧容積面積（PVA）について触れておきたいと思います．図2に示すように，PV loopは心血管のさまざまな性質によって成り立っています．PV loopの横幅はSVで

あると先ほど述べましたが，これを心血管の性質で表すと下記の式になります．

$$SV = \frac{E_{es}}{E_{es}+E_a}(V_{ed}-V_0)$$

この式をみてわかることは，E_{es} と E_a のバランスに前負荷（$V_{ed}-V_0$）をかけたものが SV だということです．SV の決まり方を視覚的にも，数式解としても非常にシンプルに示してくれたのが，PV loop を中心とした心力学研究なのです．

また，PV loop は心筋酸素消費を視覚化するツールでもあります．PV loop の収縮期の軌跡と ESPVR（収縮末期圧容積関係）および EDPVR（拡張末期圧容積関係）で囲まれた面積を PVA と呼びますが，PVA が大きくなればなるほど，心臓の酸素消費量は大きいことが知られています．また，PV loop のなかの面積（stroke work：SW）は外的仕事量を表します（図3）．そのため，心臓の全機械的仕事量に対していかに外的仕事ができたかという観点が心臓のポンプとしての効率にもつながります．

以上を踏まえたうえで，本項ではプレゼ

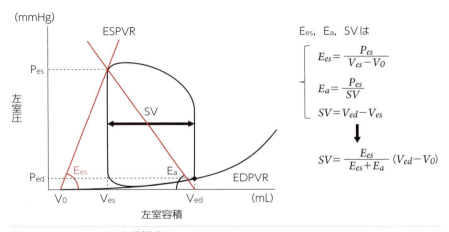

図2 PV loop で SV を理解する

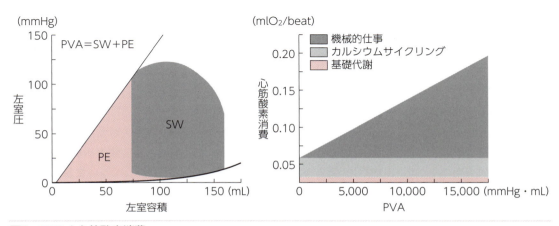

図3 PVA と心筋酸素消費

ンターとして坂本先生に症例を提示いただき，その情報をもとにPV loopビギナーである市原先生に症例をもとにPV loopを描いてもらいたいと思います．また，描いたPV loopからどんな治療が必要か，患者の病態はどう変化しているかといったディスカッションを行っていきます．読者の皆さんもよかったら一緒にトライしてみてください．ループを書けと言われても何から手をつけていいかわからない…．そんな場合も，本書をひと通り読んだ後には完璧に理解したうえで書けるようになっているはずです．

それでは坂本先生，症例の提示をお願いします！

症例提示

坂本　それでは，臨床患者においてできるだけ定量的なPV loopを描くということをテーマにケースディスカッションを始めます．

表1　症例の概要

症　例	38歳男性
主　訴	起坐呼吸，軽労作での呼吸苦
病　歴	毎年の健診で心疾患の指摘なし．8月より微熱と咳が出現．同年11月頃より労作時の息切れを自覚．増悪傾向であり起坐呼吸を認めるようになったため前医を受診．うっ血性心不全の診断で緊急入院．11月下旬，精査加療目的に当院転院となった．
既往歴	脂質異常症
家族歴	父・母：高血圧症
生活歴	機会飲酒，喫煙：20本/日×18年間

Step 1：受診時のPV loopを考えてみよう

坂本　症例は38歳の男性で，起坐呼吸，軽労作での呼吸苦があって受診されました．これまで心疾患の既往はなく，数年前から息切れがあって，結局，うっ血性心不全，初発の拡張型心筋症（DCM）疑いということで来られた方です（**表1**）．

入院時現症です．心拍数（HR）146bpm，血圧119/85mmHg，酸素流量2L/minぐらいで維持されています（**表2**）．頸静脈怒張

表2　入院時現症

	[血算]		[生化学]	
・身長170cm	WBC	13,430/μL	BUN	25mg/dL
・体重75.7kg	neut	77.0%	Cr	1.05mg/dL
・体温36.7℃	lymp	14.0%mg/dL	Na	137mEq/L
・心拍数146bpm（整），交互脈あり	eosi	0.7%	K	5.2mEq/L
・血圧119/85mmHg	Hb	16.1g/dL	Cl	105mEq/L
・SpO$_2$ 97%（nasal 2L/min）	Ht	48.4%	AST	41U/L
頭頸部	Plt	285/μL	ALT	67U/L
・貧血・黄疸なし			LDH	340U/L
・頸静脈怒張（＋）	[凝固系]		T-Bil	1.2mg/dL
胸部	PT-INR	1.53	D-Bil	0.4mg/dL
・肺胞音	APTT	59.3sec	T-CK	400U/l
・湿性ラ音（＋）	FDP	2.7μg/mL	CK-MB	5IU/l
・心音Ⅰ→，Ⅱ↑，Ⅲ（＋），Ⅳ（−）	Dダイマー	1.4μg/mL	cTnT	0.004ng/mL
・心雑音なし	AT-Ⅲ	66%	CRP	1.58mg/dL
腹部			BNP	1853.2pg/mL
・平坦・軟，肝を2横指触知			TSH	1.83μU/mL
・血管雑音なし			FT$_4$	1.49ng/dL
四肢				
・下腿浮腫あり				
・著明な末梢冷感あり				
・明らかな四肢麻痺なし				

があり，聴診では湿性ラ音，II音の亢進および III音を聴取し，下腿浮腫が少しあって，末梢がキンキンに冷たい，いわゆる wet and cold の状態です．

血液検査は，白血球数の数値が少し高いですが，明らかな感染所見・症状はなさそうです（表2）．クレアチニンの値は 1.05 mg/dL ぐらいで，比較的保たれていました．T-CK は 400 U/L でちょっと高めですが，CK-MB は 5 IU/L で，心筋梗塞とは考えにくいような状態です．BNP は 1,853 pg/mL です．少し落ち着いた段階でとった心電図ですが，所見をみると，洞調律で，V_1 に二相性の P 波がみられ，左房負荷ですね．QRS もちょっと poor r で，ST 変化も少しありそうです（図4左）．

胸部X線所見をみると，心臓が丸っこく，いわゆる心房が張っている，右の第2弓が張っているような感じにみえました（図4右）．また，肺門部陰影が非常に増強しているので，肺動脈圧が高いと考えられます．うっ血もしっかりあります．

心エコー所見をみると，かなりわるい心臓ですね（図5）．LVDd/s が 73/68 mm，LVEF が 13%，左房径が 44 mm．明らかな弁膜症はないという状況です．

転院時の状態としては，うっ血性心不全プラス両心の拡大があり，心筋炎もしくは DCM かなという予想でしたが，心筋生検などの結果，DCM という診断でした．

すぐに心臓カテーテル検査を行った結果，mRAP が 19 mmHg，PAP が 45 mmHg，PCWP が 26 mmHg で，血圧は 99 mmHg です．心拍出量（CO）が 3.32 L/min，CI が 1.93 L/min/m² でした（表3左）．PV loop を描く際に有用な指標として CO のほうが考えやすいので，今回は「CO 3.32 L/min」で考えたいと思います．一番下に HR が書かれていますが，非常に速くて 140 bpm を超え，SV が 23.5 mL です．

それでは市原先生，PV loop を描いてみましょう！

市原 はい．まず PV loop の左上の点（収縮末期圧・容積）と右下の点（拡張末期圧・容積）から決めていきたいと思います．心エコーのデータ（表4）があるので，まずは右

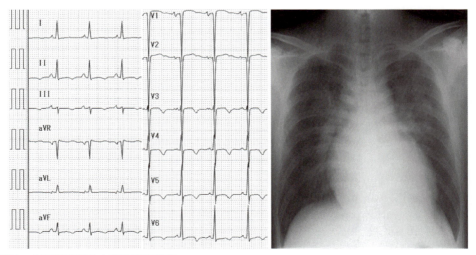

図4　心電図所見および胸部X線像
左：心電図所見．洞調律（90 bpm），正常軸，左房負荷，QS パターン（V_1〜V_3），陰性T波（V_3〜V_3）．
右：胸部X線像．CTR 61%，うっ血（+），胸水貯留軽度．

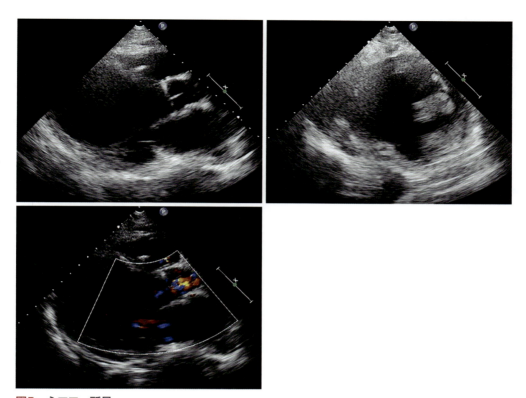

図5 心エコー所見
LVDd/s 73/68mm，LVEF 13%，LA 44mm，Mr：mild，Ar：trivial，Tr：trivial，LV thrombus（＋）．
右室壁運動は全体的に低下している．

表3 右心カテーテル所見

DOB 3γおよびhANP 0.025γ投与下		IABP on	
mRAP	19 mmHg		11 mmHg
RV	48/21 mmHg		（測定なし）
PAP	53/41（45）mmHg		41/27（32）mmHg
PCWP	21/48（26）mmHg		28/26（21）mmHg
AP	128/85（99）mmHg		99/61（79）mmHg
CO	3.32 L/min		4.99 L/min
CI	1.93 L/min/m²		2.91 L/min/m²
SVR	1,928 dyne/sec/cm⁵		1,090 dyne/sec/cm⁵
PVR	458 dyne/sec/cm⁵		176 dyne/sec/cm⁵
SvO₂	43.3%		67%
SaO₂	98.3%		98.8%
HR	141 bpm		120 bpm

DOB：dobutamine
hANP：carperitide

下の点から考えたいと思います．LVEDVが259 mL，LVESVが226 mLなので横軸は決まりました．あと平均血圧は大体収縮末期圧と同じで，今回はPCWPをLVEDPと同じと考えるとこんな感じのPV loopになります．

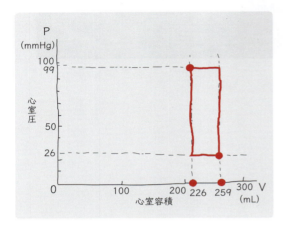

坂本 正解です！（拍手）
それでは，赤線でE_aのラインを描いてみましょうか．

市原 E_aは，X軸の259 mLの点からループの左肩の点まで引きたいと思います．

坂本 では，V_0はちょっと求められないので，$V_0=0$としてE_{es}を描いてみましょう．

市原 原点からループの左肩，収縮末期の圧容積点まで引きたいと思います．

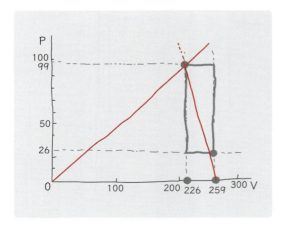

坂本 いいですね！
さて，このようにPV loopをイメージできると，この後どういう治療が必要かということがわかってきます．このPV loopをみても，E_{es}に対してE_a，収縮能に対して後負荷が非常に高いことがわかると思います．なぜ高いのかを個別にみていくと，SVRも高いですし，HRも高いので，この両方が後負荷の上昇につながっているのだろうと考えられます．
ですので，「収縮能を上げながら後負荷を下げる」という治療が大事になってくるのですが，そもそもなぜ後負荷が上がっているのかということを考えるのも重要なポイントです．

市原 わかるような，わからないような感じがします．

坂本 この症例でHRを上げているものは何でしょうか？

市原 交感神経活動の上昇…でしょうか．

坂本 関連していそうですね．それでは，SVRを上げている要因は何でしょうか？

市原 これも，交感神経が動脈も締めるためだと思います．

坂本 アンジオテンシンⅡとか，さまざまなものがありますが，市原先生が指摘してくれたとおり，なぜ交感神経が活性化しているのかということを考えて介入することが重要です！

Step 2：治療介入とその結果についてPV loopから評価してみよう

坂本 それでは，この症例の治療経過を少し示してみたいと思います．
後負荷が上がっていることが一番の問題だということがわかったので，後負荷を下げるためには交感神経の過剰な活性化を抑える必要があります．では，交感神経は何によって活性化しているのかというと，COが少ないこと，肺うっ血があること，この2つが大きなポイントと考えられ

Case Discussion

ます．ですので，心臓のポンプ機能をよくして，COを増やし，うっ血をとることで交感神経も正常化し，それによって自然と後負荷が下がってくるだろうということで，この症例の場合には機械的サポートとして大動脈内バルーンパンピング術（IABP）を導入しました．

　このときの心エコーのデータがないため実際の容積はわからないのですが，心臓カテーテル検査のデータ（**表3右**）からはどのようなことが読み取れますか？

市原　圧をみてみると，平均のPA圧が45mmHgから32mmHgに下がっており，PCWPが26mmHgから21mmHgに下がっています．また，平均血圧はやや下がっていて，COに関しては3.3L/minから5L/min近くにまで上がっています．後負荷を下げる目的でIABPを導入したとおっしゃっていましたが，SVRは1,928dyne/sec/cm⁵から1,090dyne/sec/cm⁵に下がっていて，HRも下がっているという経過になります．

坂本　はい，ありがとうございます．

　血圧だけをみると，平均で20mmHgとすごく下がっているようにみえますが，そこだけに注目するのではなくて，やはり後負荷指標とか，その上流にある交感神経活動指標としてみてみると，SVRも下がっているし，HRも下がっていることがわかり，この症例は治療介入によりすごく楽になったことがわかりますね．

　ちなみに，定性的なPV loopの推定は左室容積がわからないので難しいと言いましたが，実はE_aは平均血圧/SVなので，定性的に算出できます．入院時のE_aはちょうど3mmHg/mLです．これに対して，IABP onにすると，5L/min÷120＝41.7mLがSVで，平均血圧が79mmHgなので，79÷41.7＝1.89mmHg/mLくらいにまで下がっています．

　さて，さらにその後の経過ですが，急性期の治療としてdobutamine，carperitideの

表4　入院時および退院時の血圧・心エコーデータ

	入院時	退院時（4M）
NYHA class	Ⅳ	Ⅱ
BNP（pg/mL）	1,853	134.6
LVEDV（mL）	259	268
LVESV（mL）	226	221
平均血圧（mmHg）	99	70
心エコー		
LVDd/Ds（mm）	73/68	75/67
EF（MOD）（%）	13	17.5
LA（mm）	44	36
TRPG（mmHg）	17	15
IVC（mm）	23	16

投与とIABPを行い，うっ血がよくなってきたところで，ACE阻害薬のlisinoprilと，IABP離脱時にmilrinoneをちょっと併用しました．β遮断薬のcarvedilolを入れて，その後，dobutamine，carperitide，milrinoneを漸減しました．最終的にはIABPをoffにすることができて，carvedilol 5mgでICD留置までを行って退院しました．

Step 3：退院時のPV loopを評価してみよう

坂本　それでは，急性期治療後の経過について考えてみましょう．退院時の心エコーと血圧データを提示します（**表4**）．データがない部分は他の所見から想像して，PV loopを描き足してみましょう．心エコーのデータしかないので正確にはわからないのですが，PCWPは10mmHgとしてください．

市原　先ほどと同じように，PV loopの右下の点と左上の点から決めていきます．まず右下のLVEDVは実はあまり変わっていなくて268mLなので，PCWPが下がったということで10mmHgぐらいと考えると，それらの交点で右下の点は決まってきます．

　次に，収縮末期容積は221mLです．平均血圧が70mmHgなので，ループはこのような感じになります．

PV loopで症例を絵解きしよう！　**007**

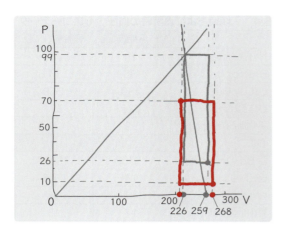

坂本 はい．このPV loopの変化からどのようなことが考えられますか？

市原 横幅のSVはあまり変わっていないですが，全体的に圧が下がり，PV loopがちょっと下に移動したような印象があります．

坂本 では，その印象から具体的な数値，心臓の特性に落とし込んでいきましょう．まず，新たな後負荷を赤点線で描いてみましょう．

市原 さっきと比べて，少し角度が寝て，後負荷が下がったと思います．

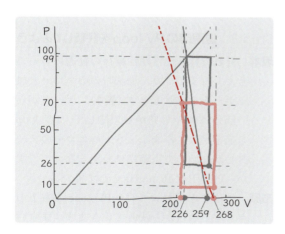

坂本 そうですね．なので，PV loopだけではなくて，ここに血管特性の後負荷を描き入れることで，後負荷が下がったということがみてとれますね．

それでは今度は，収縮性，見かけのE_{es}を点線で描いてみましょう．

市原 また原点からPV loopの左上の点に向けて線を引くと，このようになります．

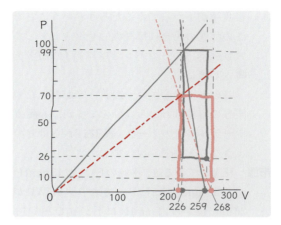

坂本 ということは，収縮性はどうなっていますか．

市原 先ほど実線で描いた線と比べて，少し寝ているので，左室の収縮性自体は落ちたのかなと思います．

坂本 そうですね．このようにみると，この方の退院時は，後負荷は下がっている．収縮性も，入院時はカテコラミンでどんどん交感神経が活発な状態でちょっと上がっていたけれど，それが元のレベルに戻った．もしくはβ遮断薬を導入しているので，それによる一時的な収縮性の抑制につながっている可能性があるかと思います．

もう一つの見方は，心臓の仕事効率という意味でみると，入院時は，PVAに対するループのなかの面積，つまりexternal work（外的仕事）の割合は小さいですね．それに対して退院時は，効率的にはちょっとよくなっているかもしれません．

さらに大事なポイントは，まだPV loopの横幅，SVは十分に回復していないということですね．これからが頑張りどころで，まだまだ油断はできないという印象がありますね．

Step 4：PV loopで長期フォローを評価してみよう

坂本 最後に，この症例は4年後にかなり改善しました（表5）．では，4年後にどういうPV loopになったかということをちょっとみていきましょうか．

市原 PCWPを10 mmHgで考えて，LVEDV 98 mLから点線を引いて，その交点が右下の点になると思います．次に，LVESVから順番に描いていきます．LVESVが51 mLまで小さくなっているので，51のところから点線を上げていきます．血圧を考えると，今回，平均血圧が75 mmHgですので，75から横線を引きます．その交点がPV loopの左上の点になりますので，先ほどと同様に四角で囲むと，こんな形のループになるかなと思います．先ほどのループと違って，全体的に左側にシフトしました．E_aラインと見かけのE_{es}も書いてみましたが，収縮性が明らかに改善しています．

表5　入院時・退院時・退院4年後の血圧

	入院時	退院時(4M)	4年後
LVEDV(mL)	259	268	98
LVESV(mL)	226	221	51
SV(mL)	33	47	49
平均血圧(mmHg)	99	70	75
E_a (mmHg/mL)	3.0	1.49	1.53

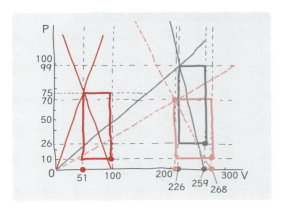

坂本 これがいわゆるreverse remodelingです．reverse remodelingは心臓が小さくなるという意味だけに捉えられがちですが，大事な点は収縮性で，PV loopでみると，明らかな収縮性改善を伴っていることがみてとれると思います．

SVは47 mL，49 mLで，退院時と4年後はあまり変わっていません．実はE_aも，今描いてもらったとおりで，3 mmHg/mL，1.49 mmHg/mL，1.53 mmHg/mLと定量的に求められるのですね．ですので，退院時はちょっと血圧も下がって，心臓は大きいままだということがうかがえますが，数値として後負荷はより下がっています．退院時は見た目ではE_{es}を落としている，本当に大丈夫なのかと不安になりますが，E_aと見かけのE_{es}の比，E_a/E_{es}は正常が0.5〜1.0くらいでよいエネルギー効率になることが知られています．PV loopを書いてみたらわかるように，入院時はE_aが高く非常に効率悪化を認めていた状況が，退院，4年後には段階的に改善していることがわかります．簡単に言うと，β遮断薬などを使って効果的に心臓を休めることができている可能性を示唆するわけですね．

退院から4年後は，E_aと見かけのE_{es}は同じくらいの傾きです．経過はとてもよいですね．

おわりに

坂本 PV loopは，定性的に考えることも大事ですが，このように定量的に迫ることもできます．そのときの判断，たとえば「後負荷がまだ高過ぎるならそれを落とすような治療をしよう」とか，「収縮性が落ちてきているかな」とか，そういったイメージをするうえでも活用することができます．収縮末期径が大きくなってくると，やはり収縮性が落ちていますね．拡張末期径も大事で

すが，収縮期末期径に着目することで，収縮性の変化を考慮できるということも知っておいていただければと思います．

市原 PV loopが描けるようになっただけでなく，大事なポイントを一気に理解できた気がします！

朔 先生方お疲れ様でした．

読者の皆様，市原先生はたった1時間のハンズオンでPV loopを書き，重要な心力学的着目点を理解できました．PV loopはさまざまな生理学的歴史を背景にしたやや難しいフレームワークかもしれません．ただ，このグラフを用いて心不全を絵解きすることで，患者さんの心機能的課題が明確になり，理にかなった方針決定につながります．この本を読んだ後，いつもと違う視点で臨床に臨んでいる自分がいるかもしれません．

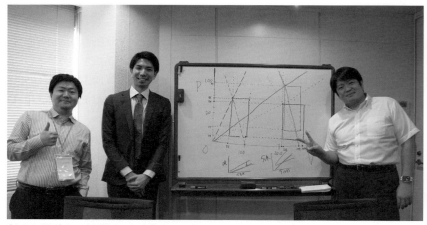

（左から朔 啓太，市原慎也，坂本隆史の三氏．2022年10月22日：ケースディスカッション実施）

I章　PV loopを描く

PV loopで捉える心臓のしくみ・はたらき

Chapter 1. Drawing a PV loop: the Hidden Cardiovascular Characteristics in the Loop

I章　PV loopを描く──PV loopで捉える心臓のしくみ・はたらき

01 心機能研究の歴史
巨人の肩，眼下に広がる世界

> **重要ポイント**
> ● PV loopと循環平衡は心臓生理学の巨人たちから受け継がれた「知」の結晶である．
> ● 循環動態の知識を日常診療で有効活用することが現代医療の課題である．

　古代エジプトでは，心臓は中枢的な器官と捉えられ，再生を願いミイラをつくる際も心臓は取り出さなかった．紀元前4世紀ごろの古代ギリシャ最大の哲学者とされるアリストテレスは，「神の宿る心臓だけは，傷をつけてはいけない」と述べ，医聖とされるヒポクラテスでさえも「心臓の傷は致命的で治療の対象にならない」と指摘している．このように，循環の本質が科学的に記述される以前の時代においても，心臓は生命と密接な関連がある臓器との認識が古くから存在していた．

　実際，心臓のポンプ機能が止まり循環停止すると生命は死に至る．心臓のポンプ機能によって維持されている循環を正しく理解することは，循環器疾患の理解や治療につながるだけでなく，生命そのものの理解につながる．

　数多くの研究者が，心力学的な心機能の定義確立に向け研究を重ねた結果，現在の確立された概念が存在する．本項は，心臓生理学の巨人から受け継がれた「知」を歴史に沿って学び，心血管ダイナミクスの正しい理解へつなげることを目的とする．

A 血液の流れがわからなかった時代から心臓生理学研究の始まりへ

　「血液は心臓から動脈に拍出され，各臓器を灌流した後，静脈経由で心臓に戻る」ということは現代においては当然の事実であるが，1628年に英国の研究者であるWilliam Harveyにより血液循環説が唱えられる以前には，この事実は知られておらず，心臓には心が宿るとか，空気が流れるといったように信じられていた．その後，Harveyの血液循環説は激しい論争の的となったが，さまざまな実験によってその事実は受け入れられた．

　しかし，Harveyの説が提唱されてから約3世紀にわたり，心臓のポンプ機能の科学的研究はなされていなかった．19世紀末に，ドイツのOtto Frankがカエルの摘出心臓を用い，心臓に任意の圧負荷を加える実験を行い，心機能の生理学的研究が本格的に始まった．これにより，圧容積軌跡［圧容積図（pressure-volume diagram）］が描かれ（**図1**），心室の機能が圧および容積を用いて記述された[1]．また，**この軌跡内の面積を外的機械的仕事（external mechanical work）として定量化し，心室の充満度合い，**

012　I章　PV loopを描く

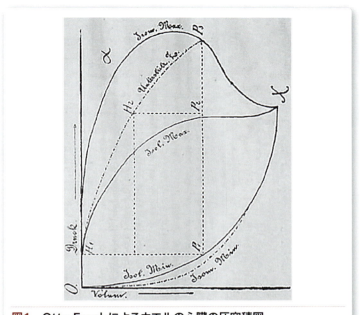

図1 Otto Frankによるカエルの心臓の圧容積図
カエルの心室で観察されたデータに基づく模式的な圧容積図．おそらく心臓に関して発表された最初の完全な圧容積図である．
[Frank O：*Z Biol*. 1895；32：370-437より引用]

すなわち**拡張末期容積が増すと心臓の仕事量が増加する**ということを観察し，後述する収縮期圧容積面積（PVA）＝酸素消費という概念の基礎が構築された．

B Starlingの心臓法則と心室機能曲線

　20世紀初頭，英国の生理学者であるErnest Henry Starlingは現代においても重要な生理学の基礎として知られているStarlingの心臓の法則（Starling's Law of the Heart）を見出した．Starlingはイヌの心肺標本を用い，左室の負荷である大動脈圧を一定にできる特殊な抵抗を設置したうえで，**右房の平均充満圧[前負荷（preload）]を増していくに連れて心臓の拍出量（CO）が増加していくこと，しかし，右房の平均充満圧をある程度以上に増加させると，COは逆に減少することを発見した（図2a）**[2]．この法則は前述のFrankによって記述された「**心室の充満度が増すと外的仕事量が増加すること**」と定性的には同様であるので，欧州ではFrankの名も付け加えて**Frank-Starlingの心臓法則**とも呼ばれている．

　その後，運動中はCOが安静時より増加するにもかかわらず，心臓の大きさはやや小さくなり，右房充満圧も低下するという研究成果が出始めた．**この結果は，Starlingの心臓法則に反するのではないかと，その真偽が議論された**．それと同時期の1950年代に収縮性の概念の必要性が認識され出した．「**運動時に前負荷の増加なくCOが増加する**」というStarlingの心臓法則に生じた**矛盾**を解決するために，米国の生理学者であ

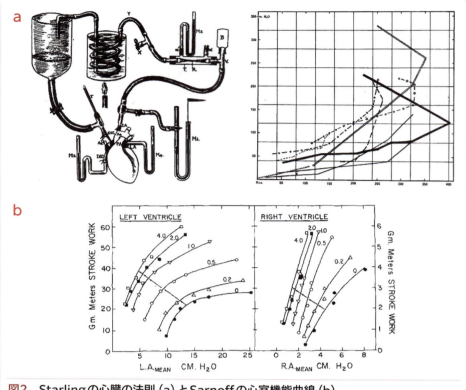

図2 Starlingの心臓の法則 (a) とSarnoffの心室機能曲線 (b)
a：左図はスターリングの心臓標本．右図はイヌの右房圧とCOの関係．右房圧はある程度までの増加に伴いCOが増加するが，それ以上の右房圧増加ではCOが減少する．
b：SarnoffはStarlingのCOの代わりに一回心仕事量を縦軸に，右房圧の代わりに左房圧を横軸に，心室機能曲線を描いた．陽性の変力作用を有する交感神経の星状神経節の電気刺激頻度を段階的に増加すると，曲線は勾配を増加させながら左上方へ移動した．
[a：Patterson SW, Starling EH：*J Physiol*. 1914；48：357-379 より引用．b：Sarnoff SJ, Mitchell JH：*Am J Med*. 1961；30：747-771 より引用]

るStanley J. Sarnoffは心室機能曲線を提案した[3]．心室機能曲線は，Starlingの心拍出量曲線の代わりに，一回拍出量（SV）と動脈圧の積である一回心仕事量（stroke work）を縦軸に，横軸に平均右房圧ではなく左房圧［P_{LA}（L_{AP}）］もしくは心室拡張末期圧（前負荷）をとって描かれた．一回外的仕事は前負荷の増加により上昇し，またその勾配は心収縮性で大きく変わるため，それらを心室機能曲線群と呼んだ（**図2b**）．**この理解の進展により，COが前負荷のみならず，収縮性の変化によっても影響を受けることが認識されるようになった．つまり，運動時には交感神経の活性化による収縮性の増大がCOの増加に関与していたのである．**後に，心室機能曲線において，前負荷だけが心臓の外的仕事を増加させるのではなく，後負荷によっても増加することが日本人生理学者である佐川喜一により証明され[4]，この心室機能曲線の問題点が認識された．

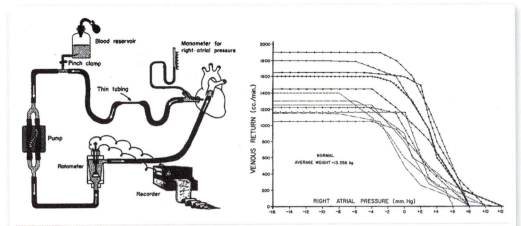

図3 Guytonの静脈還流曲線と循環平衡理論
Guytonは左図の実験系を用い，右房と肺動脈の間に流量可変の流体ポンプを入れ，流量＝COを変えながら，平均右房圧を測定した．得られた静脈還流曲線が右図．
[Guyton AC : Circulatory Physiology : Cardiac Output and Its Regulation, Saunders, 1963 より引用]

C Guytonによる循環動態の記述

　　これまで心臓のポンプ特性に関する多くの研究が行われてきたが，心臓ポンプ特性だけでは心室の収縮能を上げた場合や輸液をした場合に血行動態がどのように変化するのかを理解するには不十分であった．この問題を解決したのがArthur C. Guytonの静脈還流曲線および循環平衡理論である．「心臓に血液が戻らないと心臓は血液を拍出できない」という考えのもと，Guytonは静脈が心臓に血液を戻す静脈還流の性質を明らかにして静脈還流曲線を見出した．Frank-Starlingの心拍出量曲線と静脈還流曲線を重ね合わせることにより，その交点（循環平衡点）で循環が決まる「循環平衡」の概念が提唱され，循環動態を明確に説明した（図3）[5]．

D 心室圧容積関係

　　圧容積関係は心室の力学的特性（弾性，容積，伸展性，時変性など）を知るうえで必須である．収縮と弛緩を繰り返している心室の圧容積関係は，前述したように，最初にFrankによってカエルの単心室で研究された．そこから時を経て1960年代に米国でR. Grier MonroeとGordon N. Frenchが圧力-体積図および収縮末期の圧力-体積関係に関する実験研究を再燃させた．彼らはイヌの摘出交叉灌流心臓左室で心室内空気プレチスモグラフィー法（空気で満たしたバルーンを僧帽弁を通過させて左室腔内に配置し，そのバルーンを既知のコンプライアンス$\Delta P/\Delta V$をもつ空気室に接続することで左室腔容積を測定する方法）で圧容積関係を研究した．ここで得られた研究結果で，イヌではカエルとは異なり等容性収縮，増圧性収縮，等圧性収縮の最大収縮圧容積関係にほと

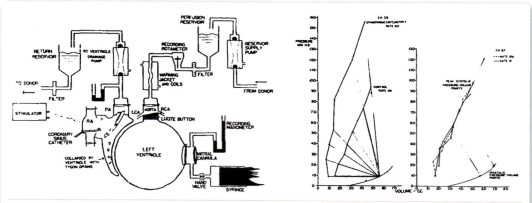

図4 MonroeとFrenchによる収縮末期圧容積関係
MonroeとFrenchは左図の実験系を用い，収縮するイヌの心室で測定された拡張末期および収縮末期の圧容積関係（右図右）を記録した．エピネフリン投与により収縮末期の圧容積関係は勾配が増大した（右図左）．

[Monroe RG, French GN：*Circ Res*. 1961；9：362-374 より引用]

んど差がないことや，圧容積軌跡の左上の点が直線で近似されること，そしてその勾配は収縮性亢進時に急峻となることなどを見出した[6]（**図4**）．しかし，Monroeらの実験では生体内での自然な駆出様式における駆出時の最大収縮圧容積関係は研究されていない．それは心室内空気プレチスモグラフィー法での圧容積関係研究の限界を超える条件であった．そこで，佐川喜一と菅弘之はコンプライアンスの小さく周波数特性がよいストレンゲージ圧力計を用い，水を満たしたカテーテルを心室内に入れて共振周波数による圧測定のアーチファクトが消えるように工夫し，自作した電磁血流系による大動脈血流測定と指示薬希釈法による心室駆出率計測を併用して大動脈血流信号を時間積分することにより，駆出期間中の左室内容積の時間変化を求めた．この方法で1970年代に彼らは，駆出できる状態で左室に入れる液体の容積（前負荷）をさまざまに変化させて左室容積と左室圧の関係を調べ，**収縮末期点（PV loop左上の点）は直線上に並ぶことを見出した．また，その直線の勾配である「最大弾性率（E_{max}）」が負荷非依存の心臓収縮性の指標であること**を報告した（**図5**）[7]．この指標は，**収縮末期圧容積関係（ESPVR）の勾配として収縮期末エラスタンス（E_{es}）とも呼ばれる．**さらに彼らは，陽性変力作用によって心収縮性が亢進するとESPVRの勾配が増すことや，収縮中の時間ごとの圧容積関係をみると容積弾性率（圧/容積すなわちエラスタンス）が収縮に伴い増加および弛緩に伴い減少し，1心周期内で心臓の硬さがさまざまに変化していることも発見した．**この時間で硬さが変わる性質を時変エラスタンス[E(t)]と呼ぶ**[8]．また菅は，圧容積図の面積が心臓の総機械的エネルギーに相当することを見出し，その面積を収縮期圧容積面積（PVA）と命名した．さらにPVAと心臓酸素消費量との関係性について調べ，この関係性が右肩上がりの直線関係にあることを発見し（**図6**）[9]，心臓の収縮性や心臓仕事量をPV loop上で表現することが可能になった．

前述のとおり佐川は，Frank-Starlingの心拍出量曲線に問題点を感じ，心拍出量

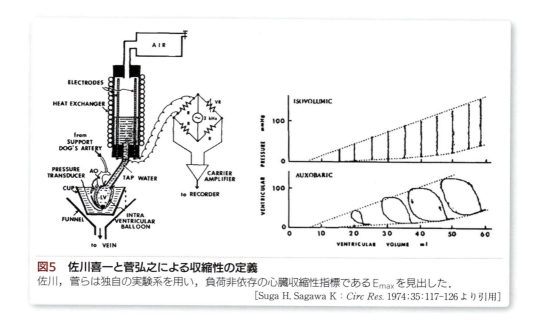

図5 佐川喜一と菅弘之による収縮性の定義
佐川，菅らは独自の実験系を用い，負荷非依存の心臓収縮性指標であるE_{max}を見出した．

[Suga H, Sagawa K：*Circ Res.* 1974；35：117-126より引用]

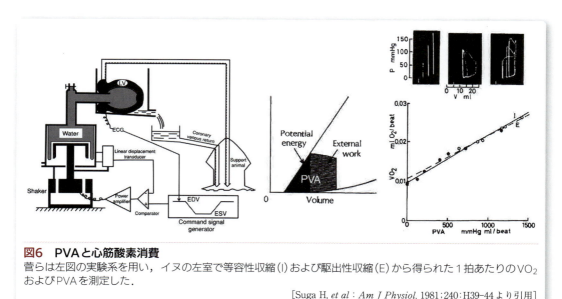

図6 PVAと心筋酸素消費
菅らは左図の実験系を用い，イヌの左室で等容性収縮(I)および駆出性収縮(E)から得られた1拍あたりのVO₂およびPVAを測定した．

[Suga H, et al：*Am J Physiol.* 1981；240：H39-44より引用]

曲線は心臓充満圧だけの関数ではなく，動脈圧にも大きく依存することを見出していた．つまり，**SVは心臓だけでなく，駆出する先の血管の特性にも影響を受ける**ため，PV loopのなかに血管の特性を組み込む必要があったのである．しかし，血管抵抗がわかっても，その単位はmmHg/mL/minであり，心臓の収縮特性であるエラスタンス(mmHg/mL)とは単位が異なり，両者を同じ土俵で考えるには工夫が必要であった．それを解決したのが，砂川賢二が提唱した後負荷の指標である「実効動脈エラスタンス(E_a)」である[10]．前負荷・後負荷を厳密に制御できるインピーダンス負荷装置を用い

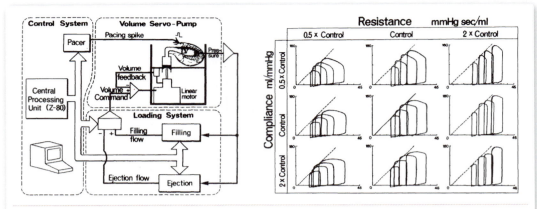

図7 心室後負荷 E_a の提唱
砂川らは前負荷と後負荷を厳密に制御できるインピーダンス負荷装置（左図）を用い，前負荷を変えながら pressure-volume loop を記録した．図をみてわかるように，血管抵抗（resistance）の変化が一回拍出量に大きく影響を及ぼす．

[Sunagawa K：*Am J Physiol.* 1983；245：H773-80 より引用]

（図7，同装置を用いた実験において ESPVR の負荷非依存性も確立された），実効動脈エラスタンスを用いた心室動脈結合のコンセプトが実験的にも確立された．

E　Guyton のその先へ

　　Guyton の循環平衡は前述のようにさまざまな循環動態を明確に記述したが，これには大きな問題点が存在する．それは，右心系および左心系の2系統の心ポンプを独立に扱っていない点である．この区別なくして，左心不全や右心不全に伴う血行動態の変化を理解することは困難である．この問題に対し，砂川・上村らは右心と左心の心拍出量曲線を個別に求め，その両者を合わせた統合心拍出量曲線を右房圧［P_{RA}（RAP）］と P_{LA} の関数として描き，一般化循環平衡モデル（拡張 Guyton モデル）を提唱した．このモデルでは，左右の心ポンプの特性である統合心拍出量曲線が3次元空間内の曲線として描かれ，体循環と肺循環を合わせた血管系の血液貯留能を平面（静脈還流平面）で表した．その交点座標を知ることで左右心房圧と CO も示すことが可能である（図8）[11]．

F　今後の循環器生理学研究の展望

　　1980年代まで循環器領域における生理学的研究は"花形"研究であったが，本項で述べた知の巨人たちの功績により理論がほぼ成立・完結していることから，研究としての流行りはある程度去ったといわざるをえない．しかし現状は，この循環動態の知識を臨床上の基礎知識として十分に定着させられたかといわれると不十分である．我々に課せられた課題は「この知識をいかに今後の循環器診療の発展に生かすか」という点であろう．その一つの解決方法として，循環器系の数理モデル化によるシミュレーショ

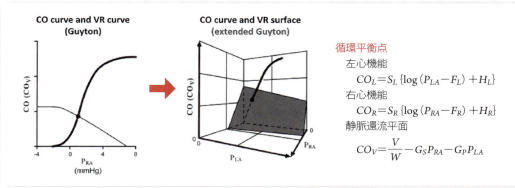

図8 Guytonの循環平衡モデルに左房圧軸を追加した一般化循環平衡モデル
CO_L：左心心拍出量，P_{LA}：左房圧，CO_R：右心心拍出量，P_{RA}：右房圧，CO_V：静脈還流量，V：負荷血液量
S_L，F_L，H_L，S_R，F_R，H_R：右心および左心の心拍出量曲線を表す対数関数の係数
W：与えられた負荷血液量に対する最大静脈還流量を定義するパラメータ
G_S，G_P：それぞれP_{RA}とP_{LA}に対する静脈還流量の傾き
[Uemura K, et al：*Am J Physiol Heart Circ Physiol*. 2004；286：H2376-85 より引用]

ンがあげられる．

　心臓血管系の近代的シミュレーションは，抵抗とコンプライアンスの一連の要素によって全身および肺血管系を記述したGuytonの研究に端を発している[12]．それに加え，菅の時変エラスタンスや，砂川による実効動脈エラスタンス，Guytonの静脈還流との結合により，心室，心房，動脈，静脈における圧力，流量，容積波形の時間依存性の記述が可能となった．これらの功績が，補助循環装置の使用や，弁膜疾患，シャント疾患などを有するケースをも考慮可能な現在の包括的心血管系シミュレーションモデル開発の基礎となった．このようなモデルを記述する微分法方程式は数学的手法で解かれ，4心腔それぞれの圧容積ループ，圧力，流量，容積の時間的変化，およびこれらから算出できるすべての血行動態パラメータを得ることができる．

　心血管系シミュレーションがもたらす今後の循環器診療における展望としては，①疾患の病態生理学および治療アプローチに関連する基本的な血行動態原理の解明，②治療法開発と最適化，③個別化医療の実現，④自動治療への発展，⑤教育や実験研究支援，などがあげられる．幅広い用途で医療に貢献するツールに成長する可能性を秘めている（図9）．

文献

1) Sagawa K：Translation of Otto Frank's paper "Die Grundform des Arteriellen Pulses" Zeitschrift für Biologie 37：483-526(1899). *J Mol Cell Cardiol*. 1990；22：253-77.
2) Patterson SW, Starling EH：On the mechanical factors which determine the output of the ventricles. *J Physiol*. 1914；48：357-379.
3) Sarnoff SJ, Mitchell JH：The regulation of the performance of the heart. *Am J Med*. 1961；30：747-71.
4) Sagawa K：Analysis of the ventricular pumping capacity as a function of input and output pressure loads. Physiological Bases of Circulatory Transport：Regulation and Exchange, Reeve EB, Guyton AC(Eds), p141-9, 1967.

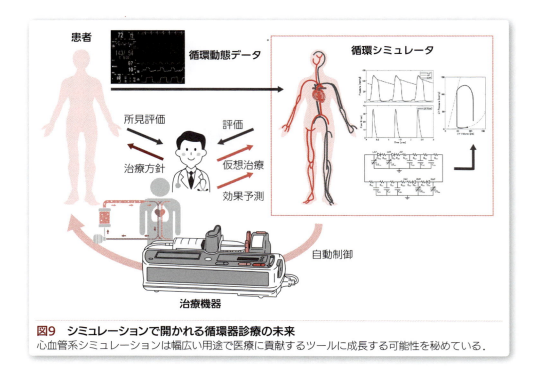

図9　シミュレーションで開かれる循環器診療の未来
心血管系シミュレーションは幅広い用途で医療に貢献するツールに成長する可能性を秘めている．

5) Guyton AC：Venous return at various right atrial pressure and normal venous return curve. *Am J Physiol*. 1957；189：609-15.
6) Monroe RG, French GN：Left ventricular pressure-volume relationships and myocardial oxygen consumption in the isolated heart. *Circ Res*. 1961；9：362-74.
7) Suga H, Sagawa K：Instantaneous pressure-volume relationships and their ratio in the excised, supported canine left ventricle. *Circ Res*. 1974；35：117-26.
8) Suga H：Ventricular energetics. *Phisiol Rev*. 1990；70：247-77.
9) Suga H：Total mechanical energy of a ventricle model and cardiac oxygen consumption. *Am J Physiol*. 1979；236：H498-505.
10) Sunagawa K：Left ventricular interaction with arterial load studied in isolated canine ventricle. *Am J Physiol*. 1983；245：H773-80.
11) Uemura K：Prediction of circulatory equilibrium in response to changes in stressed blood volume. *Am J Physiol Heart Circ Physiol*. 2005；289：H301-7.
12) Guyton AC, et al：Circulation：overall regulation. *Annual Rev Physiol*. 1972；34：13-44.

I章 PV loopを描く ── PV loopで捉える心臓のしくみ・はたらき

02 心構造と心周期
ドクンドクンの成り立ち

> **重要ポイント**
> - 繰り返す収縮と弛緩，それに伴った弁の開閉により静脈から動脈へと血液を送る一連の流れが心周期である．
> - 心周期は収縮期と拡張期に大別される．収縮期には等容収縮期と駆出期がある．拡張期は等容弛緩（拡張）期と充満期からなり，充満期には心室拡張による充満と心房収縮による充満がある．
> - 心周期中で変化する心内圧と心臓の状態について整理することがPV loopを理解するはじめの一歩となる．

　心臓は毎日約10万回，絶え間なく動き続けている．心拍出量（CO）（L/min）は左室の一回拍出量に心拍数（HR）を掛け合わせた量で知ることができる．それぞれの個体でCOを体表面積で補正し，体格の違いによる酸素摂取量の違いを補正したものが心係数（L/min/m^2）であり，正常であれば約2.6～4.2 L/min/m^{2}の血液で全身がまかなわれている．HRは1分間に60～70回の規則的な拍動で脈打つが，たとえば，ヒト以外の哺乳類の心臓では，サイズが小さな動物の脈はヒトより速く（ネズミは約10倍），サイズが大きい動物では遅くなる（ゾウは約1/3）．

　PV loopは，収縮性や拡張性といった心臓の力学的性質を表しているが，時間の概念がないため，それのみで心周期における心臓の働きは想像しにくい． 本項では，絶え間なく変化する圧と容積がどのように心周期内で変化しているかを整理をし，これから始まるPV loopの旅に備えていただきたい．

A 心周期とPV loop

　いきなりではあるが，心周期とPV loopの関係を図1および動画1に示す．「心周期中に心電図や心室圧，心室容積がどのようになっているか」という問いであれば答えることはできるが，「では，それらが同一時相でどうなっているか」と聞かれると，答えに詰まる人も多いかもしれない．**心周期は，「①等容性収縮期→②駆出期→③等容性弛緩（拡張）期→④充満（流入）期」を繰り返し，PV loopは半時計周りに回転している．** PV loopでプロットするとなぜそのような軌跡になるかという疑問については他項を参照いただくとして，圧や容積の変化とともに，心電図や心音，血流がどのように変化するかを図1の心機図のなかで時系列を追って理解することで整理していただきたい．

動画1

02 心構造と心周期　021

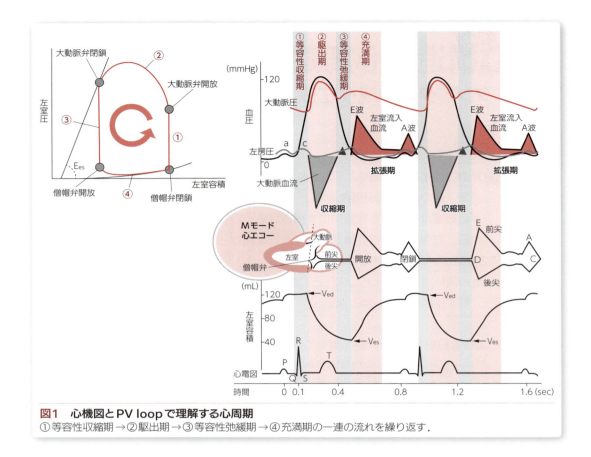

図1　心機図とPV loopで理解する心周期
①等容性収縮期→②駆出期→③等容性弛緩期→④充満期の一連の流れを繰り返す．

- 等容収縮期（図1①）：心室の収縮が開始することで心室圧は一気に上昇する．僧帽弁が閉鎖し，心室圧が大動脈圧を超えて大動脈弁が開放するまで心室の容積は変化しない．**PV loopでは右下の拡張末期の圧容積点から真上に上昇するが，心機図からわかるようにその時間は非常に短い．**
- 駆出期（図1②）：大動脈弁が開放し拍出が開始するが，収縮早期の駆出は急速で急速駆出期を経て拍出速度は減少し始める緩徐駆出期の後，大動脈弁が閉鎖する．**PV loopでは右上の点から弧を描くように収縮末期の点に移動する．**
- 等容性弛緩期（図1③）：左室の弛緩により圧が急激に低下する．大動脈弁の閉鎖後僧帽弁が閉じたままであり，心室容積が不変である．**PV loopでは真下に移動するが，その時間は非常に短い．**
- 充満期（図1④）：心室圧が心房圧より下がると僧帽弁が開放し血液が心室に流入する．充満期は急速充満期，緩徐充満期，心房収縮期に分けられる．**PV loopでは，左下から右下に移動する．**

B 心内腔の解剖と役割

心腔構造は左室・左房・右室・右房のそれぞれで前述の心周期に収縮と拡張を繰り返している．それぞれの解剖に基づいた特性をまとめる．

1 左室の解剖と特性

左室の役割は，左房から流入する血液を受け入れて，効率よく大動脈から全身へ血液を送り出すことである．左室心筋は，心内膜側（内腔側）から内斜走筋，輪状筋，外斜走筋で構成され，求心方向，円周方向，長軸方向の複雑な動きから壁厚変化をもたらす．内斜走筋と外斜走筋は主に長軸方向の縮みに関与し，輪状筋は円周方向の縮みに関与する．**単純な収縮・拡張のみならず，血液を効率よく駆出するためにねじれ（twisting），充満させるためにねじれが戻る（untwisting）動きをとる．**

また，心筋表面に冠動脈走行があり，ほぼ同層レベルに心外膜脂肪が存在し，その外層の臓側心膜（心外膜）で覆われる．心膜液が貯留する心膜腔はこの臓側心膜と壁側心膜の間に位置する．健常例での左室形態は，内腔容積および壁厚ともに他の心腔に比べて大きく，厚い組織である．

2 心房の解剖と特性

左室 PV loop の理解にあたって重要な左房に主眼を置いて解説する．左房内腔は大部分が平滑な心膜内面で覆われており，左室に比べ，正常心であれば内腔容積は左室の1/2，内腔圧力は1/10とされている．**心疾患を背景に圧負荷・容量負荷がかかることで拡大を呈する場合には，後方および側方に拡大する傾向がみられる**[1]．

左房は心周期内で，収縮期→弛緩期（前期リザーバー期）→拡張期（後期リザーバー期）があり，左房収縮期は左室拡張期に相当する．一般的には，収縮＝ブースター機能，拡張＝リザーバー機能に分けられる．洞調律であれば，P波の刺激伝導を受けて収縮が始まり，左室拡張早期における血流の流入と左房収縮による左室拡張後期の血流の流入で一回拍出量（SV）が保たれている．正常心での心房収縮はSVの約20％を担っており，心房収縮能が維持されているかどうかは拍出量に寄与する．心房細動に伴う左房収縮の消失は，COの15～20％を減少させるほどの影響を及ぼす[2]．

左房圧［P_{LA}（LAP）］は2つの陽性波（v波，a波）と2つの陰性波（x谷，y谷）により構成され（**図1**），左房に流入する肺静脈血流速波形と鏡像を呈する．心室等容収縮期における左房弛緩によりP_{LA}は低下し始め，心室駆出期に至る僧帽弁輪の下降による左房壁の伸展の影響もあり肺静脈から左房への流入が生じる（陰性波x谷）．その後，P_{LA}が上昇し（v波），P_{LA}が左室圧を凌駕することにより僧帽弁が開放する．僧帽弁の解放により急激にP_{LA}が低下し（陰性波y谷），導管機能（conduit機能）としての肺静脈から左房，そして左室への血流移動が生じる．その後の左房収縮（ブースター機能）によりP_{LA}は再度上昇する（a波）．

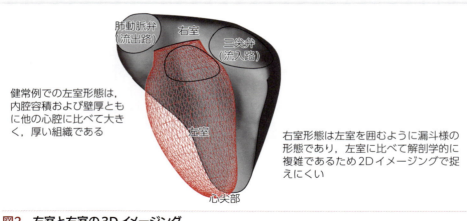

図2　左室と右室の3Dイメージング

3　右室の解剖と特性

　正常心での右室は三日月型あるいは漏斗様と表現される形態で，容量負荷および圧負荷に対する非代償期には右室が拡大し形態も大きく変化する[3]（**図2**）．

　右室は大きく3つの構成から成り立っており，流入部（inlet）は三尖弁・腱索・乳頭筋，心尖部心筋（trabeculated apical myocardium），流出部（outlet）に分けられる．右室内に3つの筋束（partial band，septomarginal band，moderator band）があることも特徴である[4]．

　右室は長軸方向の動きが血液の拍出に寄与しており，右室壁は左室壁に比べると薄く，右室心筋容積は左室の1/6～1/3程度である．これにより右室は容量負荷に対しては拡張末期容積を拡大することで代償されるが，拡張末期圧は低値を維持することができ，コンプライアンスが高いといえる．後負荷である肺動脈圧の上昇がわずかであっても容易に駆出率が低下し，SVが低下する[5]．つまり，**右室は容量負荷には耐えうるが圧負荷の許容閾値が低く，CO低下をきたす**．詳細はⅢ章を参照されたい．

　心周期中に心室内で起きる圧や容積および心臓の状態の変化について概説した．PV loopの理解にはさまざまな心血管要素の機能を知る必要があるが，その前に，時系列的整理から始めるとより効果的である．

文献

1) Igawa O, et al：Focus on the atrial structure：useful anatomical information for catheter ablation. *J Arrhythmia*. 2011；27：268-88.
2) Tomas L, et al：Left atrial structure and function, and left ventricular diastolic dysfunction：JACC state-of-the art review. *J Am Coll Cardiol*. 2019；73：1961-77.
3) Konstam MA, et al：Evaluation and management of right-sided heart failure：a scientific statement from the American Heart Association. *Circulation*. 2018；137：e578-622.
4) Haddad F, et al：Right ventricular function in cardiovascular disease, part Ⅰ：anatomy, physiology, aging, and functional assessment of the right ventricle. *Circulation*. 2008；117：1436-48.
5) Sanz J, et al：Anatomy, function, and dysfunction of the right ventricle：JACC State-of-the-art review. *J Am Coll Cardiol*. 2019；73：1463-82.

I章　PV loopを描く——PV loopで捉える心臓のしくみ・はたらき

03

収縮性
心臓は硬さが変わる袋

重要ポイント
- 心力学的視点での収縮性とは「負荷非依存」の心臓固有の収縮性［収縮期末エラスタンス（E_{es}）］を指す．
- 実臨床でE_{es}を測定するのはきわめて難しい．
- 日常臨床指標とE_{es}の関係を理解すると心臓の収縮性が見える．

A　心力学的視点で考える心機能とは：「心臓の機能」とは何か

　心臓には多面的な役割があるが，心力学的視点での心臓の主な役割は，「収縮と拡張を繰り返すことで全身に血液を送り出し，体の要求に対して適切かつ効率よく血液を送り出すこと」であり，つまりは「ポンプ機能」を指す．普段，目の前の患者の心機能を知るために心エコー検査や心臓MRI検査などを行って心機能を評価し，日常診療に生かしているが，これらの検査から算出されるejection fraction（EF）をはじめとした心機能指標は，その時点での負荷条件が生み出した結果である．言い換えると，日常臨床にある心機能指標と呼ばれているものは，負荷依存性を避けることができず，その心臓固有の収縮性や拡張性を一意に示すものではない．本項では，心力学研究に偉大な功績を残した菅らが発見した最大弾性率（E_{max}）を中心に，「負荷非依存」の心臓収縮性について解説する．

B　心筋細胞の収縮性

　ヒトの心臓は，数十億〜約100億規模の膨大な数の心筋細胞で構成されており，一つ一つの心筋細胞が収縮することで心臓全体の収縮が生じていることから，心臓の収縮性を考えるうえで，はじめに一つ一つの心筋細胞での収縮について考えてみたいと思う．まず，1つの心筋細胞が収縮したときの長さ（Ls）と弛緩したときの長さ（Ld）の変化率，つまり短縮率［fractional shortening（FS）＝（Ld−Ls）/Ld］は心筋の収縮能を示すだろうか．答えは否である．もしも心筋に重りが付いていたら，その重りの重さ次第で短縮率は変化してしまう．「重りの重さ（後負荷）」によって変化してしまうのであれば，それは負荷に依存する指標であり，負荷非依存の指標ではない（**図1a**）．次に，心筋の張力に目を向けてみる．心筋細胞の両端を固定し，電気を流して縮まる力（張力）を測定する（**図1b**）．固定位置を変え，心筋の長さを長くすればするほど，張力は強くなり，その長さと張力の関係（傾き）は直線となる．この長さ–張力関係は負荷に依存しない指標といえる．

03｜収縮性　025

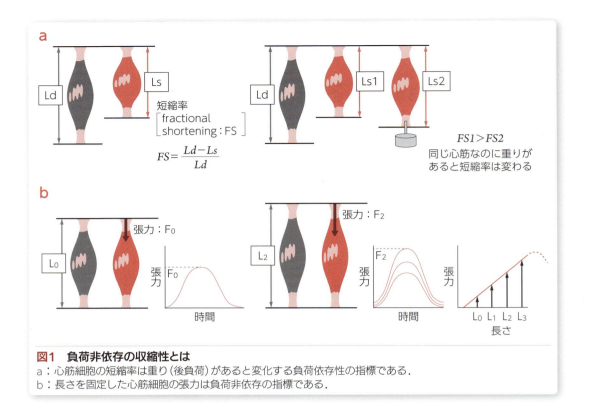

図1 負荷非依存の収縮性とは
a：心筋細胞の短縮率は重り(後負荷)があると変化する負荷依存性の指標である．
b：長さを固定した心筋細胞の張力は負荷非依存の指標である．

C 心室の収縮性

　では次に，心室全体の収縮性について圧容積関係を用いて考えると，「張力」は「左室圧(LVP)」，「長さ」は「左室容積」となる．菅らは，僧帽弁と大動脈弁を閉じて左室容積が変わらないような状態(等容性収縮)にした左室腔で，容積をさまざまに変化させて圧力を測定すると左室容積とLVPの関係は直線となることを報告した(**図2a**)[1]．直線の傾きの単位は，横軸がmL，縦軸がmmHgであるのでmmHg/mLとなり，これは硬さ(エラスタンス)の単位となる．次に駆出できる状態で左室に入れる液体の容積をさまざまに変化させて左室容積とLVPの関係を調べると(PV loopが描かれる)，収縮末期点(PV loop左上の点，エラスタンスが最大になる点)は直線上に並ぶことを見出し，そしてその直線の勾配である**E_{max}が負荷非依存の心臓収縮性の指標**であることを発見した．**この指標は，収縮末期圧容積関係(ESPVR)の勾配として収縮期末エラスタンス(E_{es})とも呼ばれる**(**図2b**)．さらに菅らは，カテコラミンやCaイオンなどの陽性変力作用薬によって心収縮性が亢進するとESPVRの勾配が増し(**図2c**)，β遮断薬やCa拮抗薬などの陰性変力作用薬によってESPVRの勾配が減少することを報告した(**図2d**)．

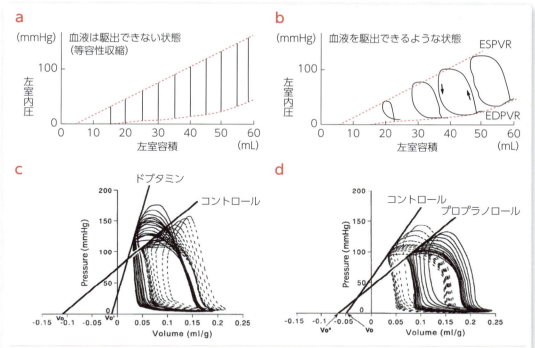

図2 心臓の収縮性
a：等容性収縮の状態での左室容積と左室圧の関係は直線となる．
b：駆出できる状態での左室容積と左室圧の関係において収縮末期点（PV loopの左上の点）を結ぶと直線となる．その直線をESPVRと呼び，ESPVRの勾配E_{es}は負荷非依存の収縮性の指標である．
c：ラットの左室にコンダクタンスカテーテルを挿入しPV loopを記録した．強心薬であるドブタミンを投与するとESPVRの勾配，E_{es}はコントロールに比較し増大する．
d：cと同様の実験系において，β遮断薬であるプロプラノロールを投与するとE_{es}はコントロールに比較し低下する．
[a, b：Suga H, Sagawa K：*Circ Res*. 1974；35：117-26 より引用．c, d：Tachibana H, *et al*：*Am J Physiol*. 1997；272：H2671-8 より引用]

D 時変弾性モデル

　E_{max}は収縮期末の時点における最大弾性率を意味するが，拡張期末から収縮期末までの収縮期には時々刻々と容積弾性率は勾配が急峻になる．また，収縮期末からの弛緩期には逆に勾配が低下していき，元に戻るように動く（**図3**）．つまり，**容積弾性率（圧／容積すなわちエラスタンス＝硬さ）は1心周期内でさまざまに変化している**のである．この「**時間で硬さが変わる性質**」を「**時変エラスタンス［E(t)］**」と呼ぶ．時間によって変わる圧・容積は，P(t)＝E(t)×V(t)で表すことができ，前負荷・後負荷と時変エラスタンスによりPV loopが記述できる（**動画2**）．一番硬さが固くなるまでの時間がT_{max}，そのときの硬さがE_{max}であり，これが前述の収縮性そのものである[4]．つまり，心臓は「硬さの変わる袋」であるとも表現できる．

動画2

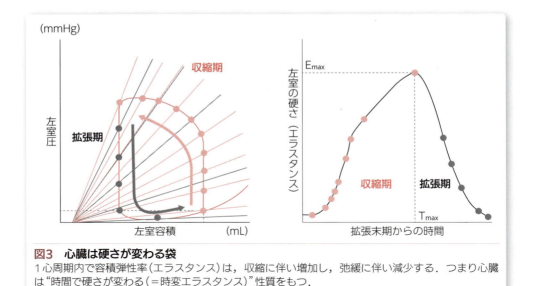

図3 心臓は硬さが変わる袋
1心周期内で容積弾性率（エラスタンス）は，収縮に伴い増加し，弛緩に伴い減少する．つまり心臓は"時間で硬さが変わる（＝時変エラスタンス）"性質をもつ．

E 収縮期末エラスタンス（E_{es}）の測定方法

実際にE_{es}（ESPVR）を測定するにはどうしたらよいか．これには**左室容積と左室内圧を連続的・同時的に測定し，かつ前負荷か後負荷を対象以外に少なくとももう一点変えて収縮末期圧容積点を最低2点を求める**必要がある．これによりE_{es}およびE_{es}とX軸の交点であるV_0が決定する．心室容積については，コンダクタンスカテーテルや超音波クリスタルによる測定が一般的である（Ⅲ章-6参照）．近年，3Dや4D心エコー，MRIなどの技術の進歩により非侵襲的に精度よく左室容積を測定できるようになってきているが，心室内圧を精度よく連続測定するためにはカテーテルを心室内に挿入する必要があり，E_{es}（ESPVR）測定において侵襲性を回避することはできない．この測定の難しさが臨床において収縮性の概念としてのE_{es}が浸透しない最大の要因となっている．

F 臨床で得られるE_{es}指標

前述のとおり，E_{es}（ESPVR）測定は侵襲的にならざるをえず，臨床で用いるのは非現実的である．優れた臨床指標は，目の前の患者に対して，簡便にかつ非侵襲的に，そして繰り返し測定できるものである必要がある．そこで，**実臨床で得られやすい指標からE_{es}を想起する**ことで日々の診療に生かすべく，E_{es}の想起に役立つ臨床指標として，①収縮末期容積（V_{es}），②LVP波形からP_{max}を推定する方法の2つをあげる．

1 収縮末期容積（V_{es}）

収縮末期容積は臨床においても比較的簡便に得られる数値である．前述においてE_{es}の測定には容積と圧を同時に連続的に測定しながら負荷を変えた異なる最低2点での測

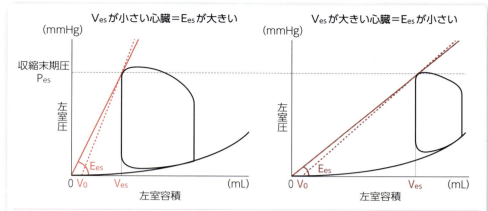

図4　収縮末期容積（V_{es}）でE_{es}を想起する
V_0をゼロと仮定すれば，心エコー検査や心臓MRI検査で得られた収縮末期容積（V_{es}）を用い，左室収縮末期圧（P_{es}）を平均血圧で近似することでおおよそのE_{es}を推定することができる．血圧が同じであればV_{es}が大きいほどE_{es}が低下した心臓であると予想される．

定によりE_{es}とV_0を決定する必要があると述べた．このV_0の決定が，E_{es}が臨床で使いづらい最大の要因である．そこで**V_0を思い切ってゼロと仮定する．**収縮末期圧（P_{es}）＝$E_{es}×(V_{es}-V_0)$であるが，$V_0=0$を代入すると$P_{es}=E_{es}×V_{es}$となり，**$E_{es}=P_{es}/V_{es}$と変形できる**（図4）．左室収縮末期圧は平均血圧とほぼ等しいので，この式にたとえば$P_{es}=100$mmHgを代入してみると，$E_{es}=100/V_{es}$となる．このとき，V_{es}が大きければE_{es}は小さく，V_{es}が小さければE_{es}は大きくなることがわかる．つまり，**血圧が同程度ならば，V_{es}が小さい心臓ほど収縮能がよいと判断できる**場合もある．

2　LVP波形からP_{max}を推定する方法

LVP波形はカテーテル検査中に左室内にカテーテルを挿入して取得する侵襲性を伴う指標ではあるが，左室内へのカテーテル挿入自体は比較的容易な手技であるため，冠動脈造影検査時に一緒に測定するなど，比較的日常的に得られやすい指標といえるだろう．

心周期のなかで，等容性収縮期がずっと続くとしたら（大動脈弁がずっと開かなければ），LVPはE_{es}との交点まで上がり続ける．この圧をP_{max}と定義する．収縮性が低下しE_{es}が低下している心臓は，P_{max}も低下する．つまり，**P_{max}も収縮性の指標の一つといえる**（図5）．詳細は「Ⅲ章-2．一心拍推定法」を参照されたい．

G　臨床で用いられている収縮性指標とE_{es}の関係

冒頭で述べたように，実臨床で使用している収縮性指標の多くは，その時点での負荷条件が生み出した結果であり，負荷依存性をもつ．ここでは，臨床において収縮指標として用いられている，①dP/dt最大値（dP/dt$_{max}$），②LVEFをとりあげ，これらが実際にE_{es}とどのような関係にあるかを解説する．

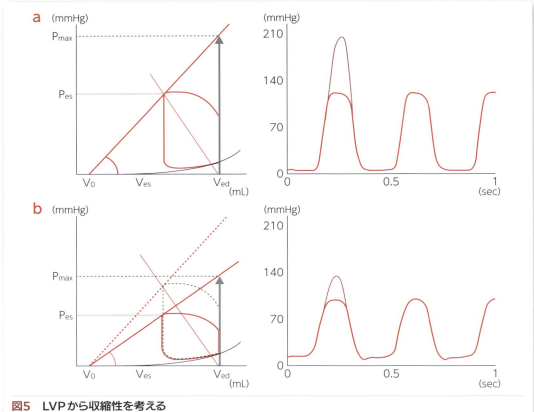

図5 LVPから収縮性を考える
a：大動脈弁が開かないとすると左室内圧はP_{max}まで上昇する．収縮性のよい心臓はP_{max}が高い．
b：収縮性が低下した左室はP_{max}が低い．これはLVP波形からも推定が可能である．

1 dP/dt最大値（dP/dt$_{max}$）

　　LVP波形から推測されるP_{max}で収縮能を想起する方法について上述したが，**心臓カテーテル検査時にLVP波形を取得すると，dP/dt最大値（dP/dt$_{max}$）という値も自動測定されている．**これも古くから用いられてきた収縮性の指標である．LVPを時間微分したLVPの上昇速度（dP/dt）の最大値がdP/dt最大値であるが，このdP/dt最大値は収縮性以外の要素を含む．E(t)を用い，等容性収縮期のある時間tにおけるLVP［P(t)］は，$P(t) = E(t) \times (V_{ed} - V_0)$と表すことができる（図6）．このP(t)を時間微分した最大値がdP/dt最大値であり，詳細は省くが，$dP/dt_{max} = a（定数）\times E_{es} \times 1/T_{max} \times (V_{ed} - V_0)$となる[5]．この式より，**dP/dt最大値は収縮性だけではなく，心拍数や拡張末期容積にも影響を受ける負荷依存性の指標である**ことが理解できる．

2 左室駆出率（LVEF）

　　心不全はLVEFを目安にHFpEF，HFmrEF，HFrEFと分類され，しばしばHFpEFを左室収縮能の保持された心不全，HFrEFを左室収縮能の低下した心不全，と呼ぶ．この

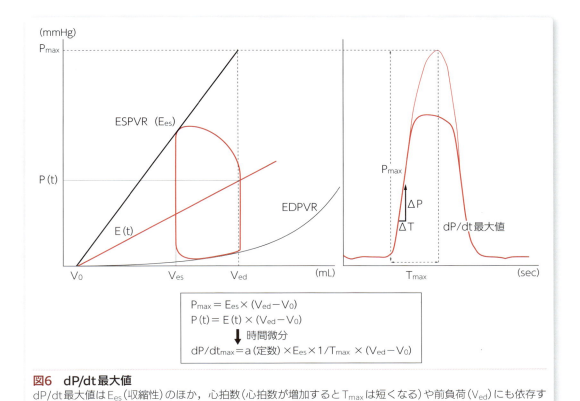

図6 dP/dt最大値
dP/dt最大値はE_{es}（収縮性）のほか，心拍数（心拍数が増加するとT_{max}は短くなる）や前負荷（V_{ed}）にも依存する負荷依存性の指標である．

ように日常臨床のなかでLVEFは収縮性の指標として多用されている．しかし，LVEFは前述のとおり負荷依存性の指標であるため，収縮性のみを示す指標ではない．LVEFを紐解くには本項より後半で説明される後負荷E_aや前負荷の概念を理解する必要があるが，ここでは少しフライングしてLVEFについて考える．図7より，一回拍出量（SV）はSV＝$E_{es}/(E_{es}+E_a) \times (V_{ed}-V_0)$と表せることから，$E_{es}/(E_{es}+E_a)$が実効的なEFを表していることがわかる．つまり，**EFは後負荷E_aによっても変化する，負荷依存性の指標である**ことがこの式変形からも明らかとなる．

H E_{es}の限界

　E_{es}は心室の袋としての圧縮能を定量する収縮性の指標であるが，直接心筋の収縮性を比較するものではない．それゆえ，**E_{es}を心筋収縮性の指標と考えては不都合な場合がある．**たとえば，心臓の大きさが異なると，E_{es}の値だけでは収縮性の良否が判定できない，という点があげられる．ラットもイヌも動脈圧はおよそ100 mmHgでほとんど同じであるが，左室容積は体重にほぼ比例して増加する．たとえば，ラットでは0.2 mL，イヌでは40 mLである．したがって，たとえ心筋の収縮性が同じであっても

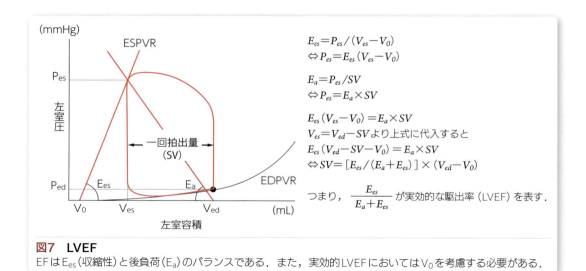

図7　LVEF
EFはE$_{es}$（収縮性）と後負荷（E$_a$）のバランスである．また，実効的LVEFにおいてはV$_0$を考慮する必要がある．

　大きな心臓と小さな心臓では，E$_{es}$は著しく異なる．つまり，**同一個体内でのE$_{es}$値の変動をみて収縮性の変化について論じるのは問題ないが，個体を超えてE$_{es}$値で収縮能を比較するのは困難である．**

　また，成犬，ヒト，ウサギなどの左室は生理的動作範囲ではESPVRはほとんど直線で近似できるが，特殊な状況では必ずしも直線にならないことがある．たとえば，収縮性が非常に高くなると，上に凸の曲線関係を示すようになり，収縮性が虚血などを起こして極端にわるくなると，下に凸の曲線関係を示すようになる[6]．そのほか，前・後負荷が比較的大きい動作範囲ではESPVRの非線形性を無視することができなくなる．このような場合には，ESPVRの特性を単にE$_{es}$で表現することができなくなり，工夫を要する．

> **MEMO　負荷依存・負荷非依存，そもそも負荷とは？**
>
> 　本項で負荷依存，負荷非依存という言葉を用いたが，そもそも負荷とは何のことなのか．心力学的視点での「負荷」は英語の「load」に相当し，心臓というポンプが負わされている荷重や圧力によって発生する仕事量を指すと定義することは自然だと思われる．また，前負荷（preload）と後負荷（afterload）という言葉があり，前負荷は収縮の初期条件としての左室拡張末期圧［P$_{ed}$（EDP）］や左室拡張末期容積［V$_{ed}$（EDV）］を，後負荷は収縮中にかかる駆出期圧を指すことが多い．しかし，前負荷は心機能によって変わりうるし，心臓後負荷の指標といわれるE$_a$や動脈インピーダンスは単純なmmHgの単位ではなさそうである．つまり，負荷とは何かという問いは，「さまざまな心血管特性のバランスによって心臓の仕事量が決まる」ということを受け入れなければ定義できないものであり，意外と深い話である．

文献

1) Suga H, *et al*：Instantaneous pressure-volume relationships and their ratio in the excised, supported canine left ventricle. *Circ Res.* 1974；35：117-26.
2) Suga H, Sagawa K：Instantaneous pressure-volume relationships and their ratio in the excised, supported canine left ventricle. *Circ Res.* 1974；35：117-26.
3) Tachibana H, *et al*：New mechanoenergetic evaluation of left ventricular contractility in in situ rat hearts. *Am J Physiol.* 1997；272：H2671-8.
4) Suga H：Ventricular energetics. *Physiol Rev.* 1990；70：247-77.
5) Kass DA：Comparative influence of load versus inotropic states on indexes of ventricular contractility：experimental and theoretical analysis based on pressure-volume relationships. *Circulation.* 1987；76：1422-36.
6) Burkhoff D, *et al*：Contractility-dependent curvilinearity of end-systolic pressure-volume relations. *Am J Physiol.* 1987；252：H1218-27.

Ⅰ章　PV loopを描く──PV loopで捉える心臓のしくみ・はたらき

04 拡張性
硬い心臓には血液が還ってこない!?

重要ポイント
- 拡張不全ではPV loopの拡張末期圧容積関係（EDPVR）が急峻になり，心拍出量曲線（CO curve）が低下する．
- 拡張性は内腔の大きさ，壁の厚さ，組織の性質で決まる．
- 小さい心臓では拡張不全がベースにあるため，多くの心不全治療の効果が乏しく治療に難渋する．

　心臓から拍出した血液は，全身を循環し，心臓へと還流する．拡張性は心臓の広がりやすさ・還流のしやすさを表す性質であり，拡張性が低下すると心臓への血液の流入が妨げられ，心拍出量（CO）が低下する．心不全の約半数は収縮能が保持された心不全（HFpEF）[1]といわれており，HFpEFは収縮性の低下した心不全（HFrEF）と同等に予後がわるく，非常に重要な疾患・病態である．HFpEFは多様な病態が存在するが，代表的な病態は高血圧を契機とした心室の求心性肥大による拡張性の低下である．本項では，拡張性とは何か，また拡張不全が循環動態に与える影響について解説する．

A　心臓の硬さの基本的性質

　心臓が完全に弛緩した状態の心臓の広がりやすさが拡張性である．拡張しやすい心臓は，小さな力で心臓が大きくなり，より多量の血液を静脈から心室に取り込むことができる．一方で，硬い心臓はより多くの力でも心臓が大きくならず，心臓に還流することができず，静脈に血液がうっ滞する．

　ラプラスの法則を球に展開すると，心臓にかかる力・圧力と内腔・壁厚の関係は下記の式で表すことができる．

$$\sigma = \frac{P \times r}{h}$$

σ：円周方向平均応力，P：内圧，r：半径，h：壁厚

　円周方向平均応力とは，心室が拡大する方向にかかる力である（**図1a**）．円周方向応力は半径に比例し，壁厚に反比例する．**求心性リモデリングでは内腔が狭小化し，壁が厚くなる．**そのため，**単位面積あたりの心筋を拡張する力＝円周方向応力は小さくなり，拡張しにくい．すなわち硬い心臓となる．**一方で，**遠心性リモデリングでは内腔は拡大し，壁は菲薄化する．円周方向応力は大きくなり，収縮することが困難となり，収縮**

034　Ⅰ章　PV loopを描く

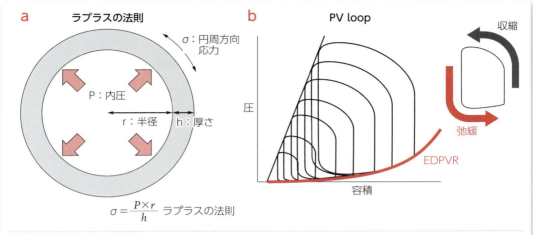

図1 拡張性の基本的性質
a：心臓にかかる力と内腔・壁厚の関係はラプラスの法則によって決まる．
b：さまざまな前負荷のPV loopにおける拡張末期の圧容積関係がEDPVRであり，心臓の拡張性を示す．

不全となる．また，**線維化などにより単位面積あたりの伸展性が低下すると，拡張不全となる．**したがって拡張性は，内腔の大きさ，壁の厚さ，単位面積あたりの伸展性（組織の性質）によって決まる．

B 拡張性の循環動態

拡張性は，完全に弛緩した心臓の広がりやすさの性質であるため，PV loop上で拡張末期の圧容積を結んだ線［拡張末期圧容積関係（EDPVR）］により表される．図1bは前負荷を変えた複数のPV loopを表記したものであり，各PV loopの右下の点を結んだ線がEDPVRである．EDPVRは前項で解説した収縮末期圧容積関係（ESPVR）とは異なり，非線形であり拡張性の大きな特徴である．**容積が小さいときは傾きがなだらかであり，拡張しやすい．一方で容積が大きくなると傾きが急峻になり，硬い心臓の性質が表れる．**

硬い心臓はこのEDPVRの曲線が急峻となる．PV loopでは，同じ拡張末期圧［P_{ed}（EDP）］での一回拍出量（SV）が小さくなる（**図2a**）．SVと心拍数（HR）の積がCOであり，心臓の統合的な性質を表す心拍出量曲線（CO curve）においては**図2b**のように傾きが低下する．循環動態は静脈還流曲線と心拍出量曲線の交点がAからBへ移動し，COの低下と同時に静脈圧が上昇する．PV loopではP_{ed}が上昇し，SVが低下する（動画❸）．このように，全身循環からみると収縮不全の循環動態と同様の心不全をきたす．

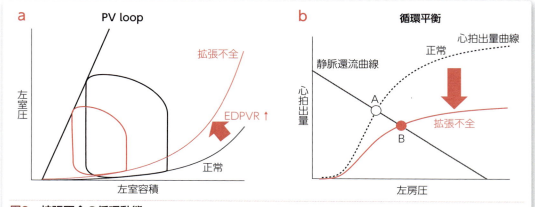

図2 拡張不全の循環動態
a：硬い心臓ではEDPVR曲線が急峻となる．拡張末期容積が小さくなり，一回拍出量が減少する．
b：循環平衡の枠組みにおいては一回拍出量が低下することから，心拍出量曲線が低下する．循環の平衡点は右下に移動する．

C 拡張性の評価

　日常診療において，心臓の拡張性を直接評価することは難しく，間接的な指標から評価され，**心エコー検査が最も一般的に行われる検査方法である．僧帽弁の流入波形や組織ドプラ法による拡張早期僧帽弁輪最大移動速度などを複合的に評価し，拡張性の評価を行う**（図3）．ただし，LVEFが正常で，他の心筋疾患がない場合には拡張性の低下を評価できるが，それ以外の場合においては拡張不全ではなく，左房圧［P_{LA}（LAP）］上昇を示唆するとされている[2]．そのため，**心エコーでは，P_{LA}上昇と拡張不全を区別することが困難であることに留意する**必要がある．

　侵襲的な検査を含めると，右心カテーテル検査による肺動脈楔入圧や左心カテーテル検査によるP_{ed}と，心エコーやMRIによる拡張末期容積［V_{ed}（EDV）］を組み合わせることにより，PV loopの右下の点がわかるため，おおよその硬さを知ることができる．ただし，左室容積を正確に測定することは困難であり，現状では拡張性を正確に評価する指標はなく，複数の指標から総合的に判断する必要がある．

D 遠心性リモデリングにおける拡張性の変化

　収縮不全や僧帽弁逆流症などの容量負荷性の疾患では，左室が拡大し菲薄化する遠心性リモデリングが生じる．遠心性リモデリングは一般的に心不全増悪の指標である．しかし，純粋に拡張性の観点から考えると，遠心性リモデリングは心臓を拡張しやすくし，COを上昇させるように働く作用もある．僧帽弁逆流症などは，遠心性リモデリングにより代償的にP_{LA}の上昇を防いでいると考えることができる（図4）．ただし，同時に収縮性も低下し，心臓の総合的な機能としてはそのバランスに依存する．急性の僧

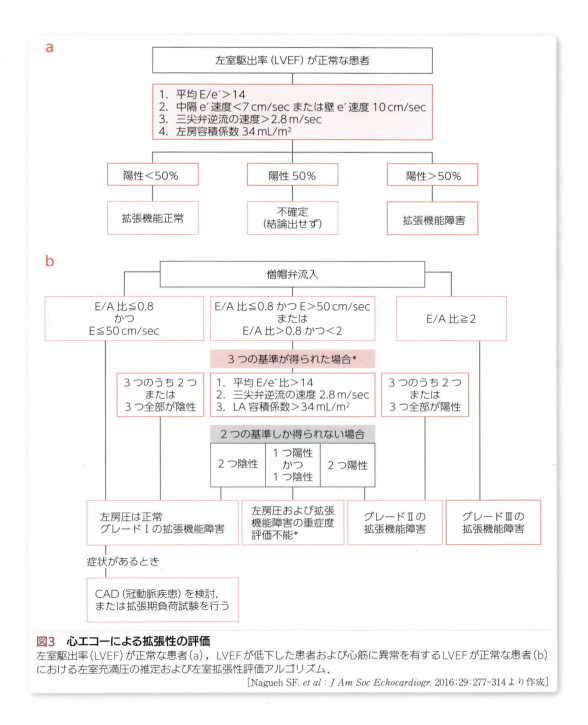

図3 心エコーによる拡張性の評価
左室駆出率（LVEF）が正常な患者（a），LVEFが低下した患者および心筋に異常を有するLVEFが正常な患者（b）における左室充満圧の推定および左室拡張性評価アルゴリズム．

[Nagueh SF, et al：J Am Soc Echocardiogr. 2016；29：277-314 より作成]

帽弁逆流症を契機とした遠心性リモデリングに伴う循環動態の変化を整理する．まずは，僧帽弁逆流発症により循環動態は増悪する．心室には容量負荷となり遠心性のリモデリングが進行し，拡張機能が改善して循環動態は代償されるが，仕事量は増大して酸素消費量が増す．最終的には収縮性が低下して心不全となる．実際はそれぞれのことが同時に進行するが，**心臓が大きくなることは心機能を代償する**という**生理学的意義がある**．

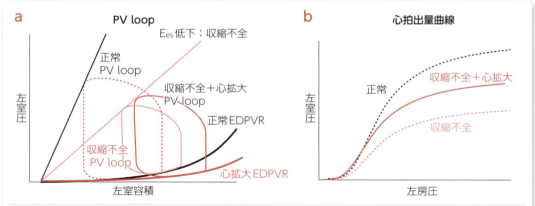

図4 心拡大による代償的な心拍出量曲線の上昇
収縮不全では，E_{es}が低下し，心拍出量曲線が低下する．遠心性リモデリングにより心臓が拡大すると，心臓に血液が還流しやすくなる．拡張末期容積は増大し，一回拍出量が増加し，心拍出量曲線は上昇する．

E 小さい心臓の治療の難しさ

　小さい心臓の心不全では，循環管理に難渋することを臨床上経験することは少なくない．**小さい心臓はラプラスの法則により，拡張性が低く，心拍出量曲線が低い．拡張性を改善する薬剤は存在しないため，心不全を改善する手法が乏しい．**

　高齢者・高血圧によるHFpEFで特徴的な心不全は，動脈硬化および心臓の求心性肥大により，軽度の容量過多でうっ血を生じる．とくに交感神経活性化による体液の中心移動（central volume shift）による急激な容量負荷により，**Forrester分類Ⅱ群に分類されるうっ血性心不全**をきたす[3]．**この心不全の本態は心臓ではなく，容量過多であるため，血管拡張薬，利尿薬などにより心臓に介入せず，負荷血液量を下げる治療が奏効する．**

　一方で，**Forrester分類のⅢ群，Ⅳ群に分類されるCOの低下を伴う心不全では，心拍出量曲線を上昇させるような治療が必要である．**心拍出量曲線を上昇させるには，心臓の収縮能を上昇させる，HRを上昇させる，後負荷を軽減するのいずれかの介入が必要である．図5に示すとおり，拡張不全による心不全では，容量負荷はうっ血を引き起こし，収縮性の改善の効果は限定的で，後負荷の低下は急激に血圧を低下させる恐れがある．また，拡張不全では弛緩不全を伴うことが少なくないため，HRの上昇は不完全弛緩によりCOを低下させる恐れがある．そのため，低心拍出量症候群を伴う小さな心臓は治療戦略に乏しく，積極的な機械的補助循環の選択も考慮したうえで治療にあたる必要がある．

　本項では，拡張性について力学的な定義から，循環動態への影響について解説した．拡張性は正確な評価が困難であるが，壁肥厚やうっ血に比して内腔が小さな心臓では，拡張不全を考慮しながら診療にあたることが重要である．

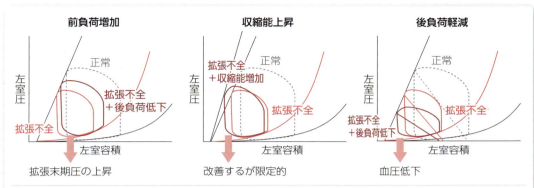

図5 治療戦略に乏しい拡張不全のPV loop
拡張不全心では，前負荷増加は拡張末期圧の上昇，肺うっ血をもたらす．収縮性の上昇は一回拍出量を増大させるが，その程度は限定的である．後負荷の軽減は血圧の低下につながる．拡張性を直接改善する手段がないため，小さい心臓の循環管理は容易ではない．

文献

1) Owan TE, *et al*：Trends in prevalence and outcome of heart failure with preserved ejection fraction. *N Engl J Med.* 2006；355：251-9.
2) Nagueh SF, *et al*：Recommendations for the evaluation of left ventricular diastolic function by echocardiography：an update from the American Society of Echocardiography and the European Association of Cardiovascular Imaging. *J Am Soc Echocardiogr.* 2016；29：277-314.
3) Summers RL, *et al*：Pathophysiology of acute decompensated heart failure. *Heart Fail Clin.* 2009；5：9-17.

05 後負荷
心室と血管のおしくらまんじゅう

重要ポイント
- 後負荷（E_a）は総血管抵抗と心拍数（HR）の掛け算（積）で決まる（式4，式5）．
- 心臓収縮性［収縮期末エラスタンス（E_{es}）］とE_aのバランスで一回拍出量（SV）が決まる（式7）．
- 心拍出量曲線（CO curve）は，心臓収縮性，HR，総血管抵抗，心臓拡張性で決まる（式13）．
- E_aの考え方をマスターすることで見通しのよい循環動態の理解が可能となる．

　循環器学において「後負荷（afterload）」は頻繁に使用される用語の一つであるが，臨床の場ではその定義や指標が一様でないことがしばしばある．心力学の研究において，もともと「後負荷」は心臓乳頭筋を対象とした実験系で収縮期の心筋張力を指す言葉として用いられていた[1]．しかし，生体における心臓を考えた場合，直接的に心臓壁内の心筋張力や応力を測定する方法は困難である．そこで，「血管抵抗」，「血圧（駆出圧）」，「心室壁応力」などより実用的な指標が提唱され，いずれの指標も研究から臨床まで幅広く用いられている．これらの指標は，それぞれ異なる観点から心筋にかかる力学的負荷を表現している．たとえば，「血管抵抗」は血管の機械特性を反映し，「血圧（駆出圧）」は血管と心臓の機械特性の相互作用によって表される．「心室壁応力」は圧と心室内径，そして心筋壁厚で表され，心筋に負荷される力学的ストレス（単位：$dyne/cm^2$）を反映する[2]．

　循環動態は心臓特性と血管特性が互いに作用することで規定される．循環動態［心拍出量（CO），血圧，LVEF］や心臓代謝（心筋酸素消費量）の変化を定量的に理解して予測するためには，上記の指標はそれぞれ限界がある．**最大の問題は，どのようにして心臓と血管の両者の特性を同じ次元で直接的につなぐか（カップリングするか）という点にある．PV loopで用いられる心臓エラスタンス［収縮末期圧容積関係（ESPVR）］の単位は「mmHg/mL」であるが，一方で血管抵抗の単位は「mmHg/mL/min」である．単位系が異なるため両者を直接的につなぐことができず，心力学的理解が完結しない．**本項で紹介する実効動脈エラスタンス（E_a）は，心臓特性に対する後負荷の指標である．E_aの本質を理解するためには，「PV loopの枠組みに血管抵抗の概念をどのように織り込んだのか」の理解が必要である．本項では鍵となるいくつかの数式を交えながらE_aについて解説したい．

A PV loopに血管特性を組み込む

COは心臓だけでなく駆出する先における血管の特性の影響も受けるため，心臓の特性である収縮性・拡張性だけが決まっても，一回拍出量（SV）は決まらない．そこで，血行動態（SV）を予測するために，PV loopの枠組みのなかに血管の特性を織り込む必要があるが，心室の収縮末期圧-SVの関係は前項で述べたとおりである．心室側からみると，**前負荷と心室の収縮性（心室収縮末期圧容積関係）を一定に保った場合，心臓からの拍出量が大きくなるほど，心室の収縮末期圧は小さくなる**（図1：心室の状態が1から3に移行する）．

一方で，動脈系の圧-容積関係を考えたとき，血管の特性（総血管抵抗：R）と平均動脈圧（P_{mean}），そしてCOは以下のシンプルな式で説明できる．

$$P_{mean} = R \times CO \tag{式1}$$

COはSV×心拍数（HR）で表されるので，

$$P_{mean} = R \times SV \times HR \tag{式2}$$

となる．式2を展開すると，P_{mean}とSVの関係は以下で表される．

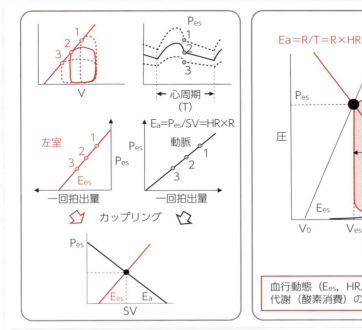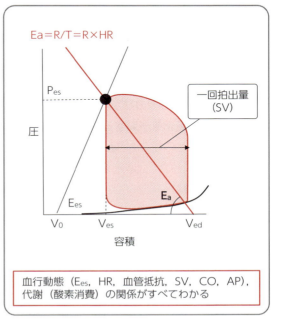

図1 左室の収縮末期-一回拍出量関係と動脈の収縮末期-一回拍出量関係

$$\frac{P_{mean}}{SV} = R \times HR \tag{式3}$$

　式3は動脈系の圧-容積関係を表すが，ここでこの式3と心臓特性（ESPVR）をカップリングさせるため，一つの近似式を用いる．それは，**「生理的条件では，収縮末期圧（P_{es}）が平均動脈圧（P_{mean}）に近似できる（P_{es}≒P_{mean}）」**ということである．この近似によって，式3は以下へ展開できる．

$$\frac{P_{es}}{SV} \fallingdotseq R \times HR \tag{式4}$$

　式4は動脈系の収縮末期圧とSV関係の傾きを表し，この関係を実効的な動脈系のエラスタンス（E_a）を定義すると，E_aは以下の式で記述できる．

$$E_a = \frac{P_{es}}{SV} \fallingdotseq R \times HR \tag{式5}$$

　なお，式の導出の過程でP_{es}がP_{mean}に等しいとの仮定を用いたが，実際の動物実験での検証でもP_{es}/SVの実測値と$R \times HR$の関係はきわめてよく一致しており[3]，生理的条件においてこの仮定を用いることは妥当であることも確認されている．
　式4から，動脈系の収縮末期圧-SV関係の傾きは，$R \times HR$で表されることがわかる（**図1**）．これは，E_aは血管特性である総血管抵抗だけでなく，HRによっても決まることを意味する．つまり，**総血管抵抗が上がるとE_aは増大し，逆に下がるとE_aは低下する．それだけでなく，総血管抵抗が変わらなくても，HRが上がるとE_aは増大し，逆にHRが低下するとE_aは低下する**．

B　心収縮性と後負荷のバランスでSVが決まる

　PV loopの図のなかにE_aを描くことで，循環動態が視覚的に理解しやすくなり，さらにその変化を予測することも可能となる．その理解を定量的により深めるために，数式によるさらなる「言語化」を進めていきたい．心臓収縮性［収縮期末エラスタンス（E_{es}），ESPVRの傾き］は収縮末期の圧容積関係の傾きで表され，以下の式で説明できる（V_0は無負荷容積）．

$$E_{es} = \frac{P_{es}}{V_{es} - V_0} \tag{式6}$$

　弁逆流が無視できるものとしたとき，「$SV = V_{ed} - V_{es}$」で求められる．これに式5，式6を合わせると，SVは以下の式で説明できる．

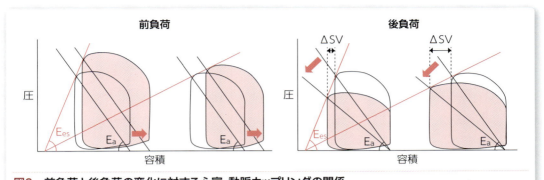

図2 前負荷と後負荷の変化に対する心室−動脈カップリングの関係
収縮の保持された心臓と収縮の低下した心臓のそれぞれで表した模式図．収縮能の保持された心臓（よい心臓）は E_{es} が高く保たれており，前負荷の増大に対してSV上昇をきたす．一方，収縮能の低下した心臓（わるい心臓）は E_{es} が低下しており，SVは後負荷である E_a に大きく依存している．

$$SV = \frac{E_{es}}{E_{es}+E_a}(V_{ed}-V_0) \qquad (式7)$$

式7によりSVは，1) E_{es} と E_a のバランス，そして2) 前負荷となる拡張末期容積［V_{ed}（EDV）］の相互作用によって決まることがわかる．さらには，E_{es} が保持されているか，低下してしまっているか（収縮不全）によって，SVが前負荷に依存するか，後負荷に依存するかが変わってくる（**図2**）．E_{es} が保持されている，つまり収縮が保持されている心臓では E_a の低下に対するSVの増大はそれほど大きくない．しかしながら前負荷の増大に対してはSV上昇が高いため，**収縮が保持されている心臓ではSVは前負荷依存であるといえる**．一方で，E_{es} が低下している収縮不全心では，前負荷の増大に対するSV上昇は限定的であり，むしろ，E_a の低下に対して効果的にSVの上昇が得られる．したがって，**E_{es} が低下しているような収縮不全の病態においては，SVは後負荷依存であることがわかり**，このような病態ではとくに**適正な後負荷管理が重要である**といえる．**図3**は E_a，E_{es}，V_{ed} がそれぞれ変化したときのPV loopである．ここで E_a は，血管特性である総血管抵抗だけでなく，HRによっても決まる．総血管抵抗の低下，HRの低下，E_{es} の増大，V_{ed} の増加がSV増大に寄与する．

ここで，容積とSVの関係を左辺にまとめると式8となる．

$$\frac{SV}{V_{ed}-V_0} = \frac{E_{es}}{E_{es}+E_a} \qquad (式8)$$

V_0 をゼロと見なすと，左辺は駆出率の定義であり，ここで示す E_{es} と E_a のバランスは実効的な駆出率を表しているといえる．

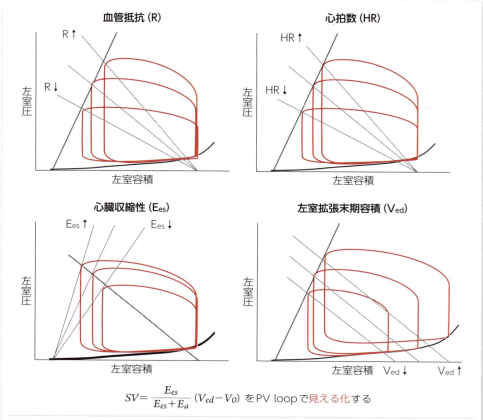

$$SV = \frac{E_{es}}{E_{es}+E_a}(V_{ed}-V_0)$$ をPV loopで見える化する

図3 血管抵抗,心拍数,心収縮性,心拡張性の変化とSV
図では心室-動脈カップリングをわかりやすく説明するため,R,HR,E_{es}の図では拡張末期容積を固定している.しかし実際には,COに応じて前負荷が変化するため,固定しない場合のPV loopの動画も併せて参照されたい[血管抵抗(動画4),心拍数(動画5),心収縮性(動画6),拡張末期容積(動画7)].

動画4

動画5

動画6

動画7

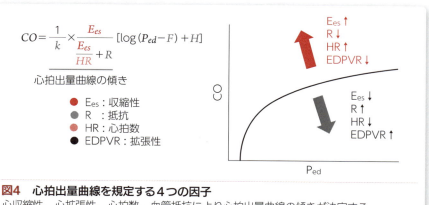

図4 心拍出量曲線を規定する4つの因子
心収縮性,心拡張性,心拍数,血管抵抗により心拍出量曲線の傾きが決定する.

C 応用編：E_{es}・E_aから心拍出量曲線をつくる（図4）

PV loopでの心機能や後負荷がわかると心拍出量曲線（CO curve）をつくることができる．PV loopからは少々脱線するが，心拍出量曲線は「心臓のポンプ機能」を知るうえで重要であるため，その決定因子について式を交えながら説明したい（ここでは，心拍出量曲線を説明する式13を導き出すまでの式を説明する）．式7でSVの決定因子について説明したが，COはSVとHRの積で決まるため，式7をもとにすると，COは式9で説明できる．

$$CO = HR \times \frac{E_{es}}{E_{es}+E_a}(V_{ed}-V_0) \qquad (式9)$$

ここでV_{ed}を圧情報に変換するために，少しだけ工夫を加える．拡張末期圧［P_{ed}（EDP）］とV_{ed}は拡張末期圧容積関係（EDPVR）にあるが，以下のような指数関数（exponential）の式で説明できる（α，β，kは拡張性のフィッティングパラメータ）．

$$P_{ed} = \alpha \times e^{k \times V_{ed}} + \beta \qquad (式10)$$

式10をV_{ed}について展開すると，以下の式11で表され，V_{ed}をP_{es}で記述することができる．

$$V_{ed} = \frac{1}{k}[\log(P_{ed}-\beta)-\log(\alpha)] \qquad (式11)$$

式11を式9に代入すると，式12が導き出される（F，Hはα，β，k，V_0によって規定されるパラメータ）．

$$CO = \frac{1}{k} \times \frac{HR \times E_{es}}{E_{es}+E_a}[\log(P_{ed}-F)+H] \qquad (式12)$$

式4・5から「$E_a = R \times HR$」であるため，これを式12に代入すると以下となる．

$$CO = \frac{1}{k} \times \frac{E_{es}}{\frac{E_{es}}{HR}+R}[\log(P_{ed}-F)+H] \qquad (式13)$$

式の導出までが少々長くなったが，式13が心拍出量曲線の決定式である．一見複雑であるが，この式におけるメッセージは，**心拍出量曲線の傾きは，①E_{es}（心臓収縮性），②R（総血管抵抗），③EDPVRの定数（心臓拡張性），④HR（心拍数）の4つの因子で決定する**ということである（図4）．つまり，P_{ed}が同じであったとしても，①収縮性が上がる，②血管抵抗が下がる，③HRが上がる，④拡張性が上がる（軟らかくなる）状態では，心拍出量曲線は上向きになり，COは大きくなる．図5はそれぞれの決定因子が変わったときのPV loopの変

動画8

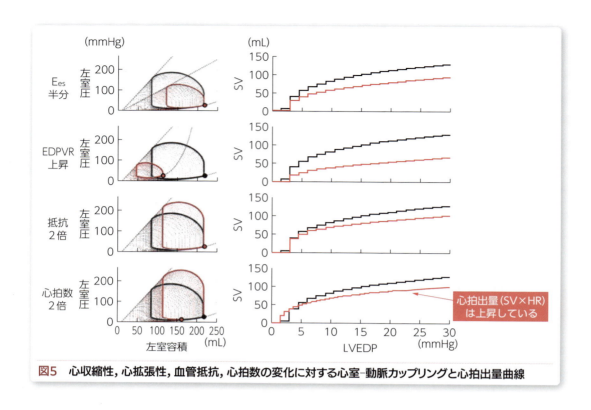

図5 心収縮性，心拡張性，血管抵抗，心拍数の変化に対する心室−動脈カップリングと心拍出量曲線

化と心拍出量曲線の変化を示したものである（心拍出量曲線の縦軸はCOではなくSVであることに注意）．収縮性の低下（E_{es}低下），拡張性の低下（EDPVR上昇）はいずれも心拍出量曲線を低下させる．また，総血管抵抗の増大はE_aを上昇させ，やはり心拍出量曲線を低下させる．そしてHRの増大もE_aを上昇させる．その結果，SVは低下するが，CO＝SV×HRで規定されるため，COは上昇する．図5は動画❽でみるとより理解が進むので，ぜひこちらも参照されたい．なお，式13の心拍出量曲線だけでは，どこに動作点があるかはわからない．動作点，つまり循環平衡点は静脈還流曲線との交点で決まり，これによってCOとP_{ed}が決まる．

文献

1) Sonnenblick EH：Force-velocity relations in mammalian heart muscle. *Am J Physiol*. 1962；202：931-9.
2) Sagawa K, *et al*：Cardiac Contraction and the Pressure-Volume Relationship. Oxford University Press, 1988.
3) Sunagawa K, *et al*：Ventricular interaction with the loading system. *Ann Biomed Eng*. 1984；12：163-89.

I章 PV loopを描く──PV loopで捉える心臓のしくみ・はたらき

06 心拍数
心拍数の「深さ」の本質

重要ポイント
- 心拍数（HR）の上昇は後負荷E_aを増加させる．
- 正常心ではHR上昇とともに収縮性や弛緩性が上昇するため，収縮性と後負荷のバランスが保たれる．
- 不全心ではHRに対する心機能応答が障害されており，頻脈によって一回拍出量（SV）の低下や心筋酸素消費量（MVO_2）増大に伴う心機能低下が誘導される場合がある．
- 心不全治療において徐拍化は心力学的にも理にかなったアプローチとなるが，循環動態悪化のリスクも伴うことに注意する必要がある．

　心臓から全身の組織へ送られる心拍出量（CO）（L/min）は，心室の一回拍出量（SV）（mL）と心拍数（HR）の積である．**HRが上がれば，SVが変化しない限りCOも増加し，全身の組織へ送られる酸素量も増える．** HRの増加は拡張期時間を短縮し，後負荷（E_a）も増加させるため，SVを低下させうるが，正常な心臓では，HRの増加に伴い収縮性［収縮期末エラスタンス（E_{es}）］も上昇するため，E_{es}とE_aのバランスは保たれ，心拍出量曲線（CO curve）としても上方へシフトする．実際にイヌの実験においてペーシングによりHRを上昇させた圧・容積を動画❾に示す．本項では，PV loopと循環平衡の概念を用いて，HRの変化がもたらす上記の効果について解説する．

動画❾

A 心拍数（HR）と心収縮性・弛緩性の関係

　哺乳類の心筋が刺激頻度に応じて収縮性が増大するという調節機構は，1871年にBowditchがはじめて報告し[1]，以降多くの生理学者によって対象を変えて報告されてきた．この現象をforce-frequency relationship（FFR）といい，1985年にMaughanらによって大型哺乳類の心臓（イヌの摘出心）でも同様の現象が観測されることが報告された[2]．この調節機構のメカニズムに関してはいまだ完全には解明されていないものの筋小胞体からのCa^{2+}放出が関与していることが知られている．さらにMaughanらは，HRがE_{es}に及ぼす影響がHRの変化する範囲に依存すると報告した．**図1**はイヌの摘出心のHRを変動させ，それぞれの時点にてE_{es}を測定しプロットしたものになる．60～120 bpmの範囲内ではE_{es}は安定的に増加する一方で，120～200 bpmの範囲内ではE_{es}の増加効果は限定的であった．また，**HRが上昇することで拡張期時間は短**

06 心拍数　047

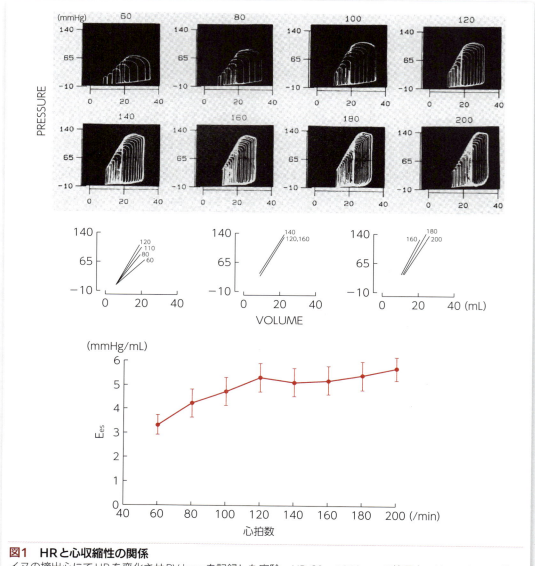

図1　HRと心収縮性の関係
イヌの摘出心にてHRを変化させPV loopを記録した実験．HR 60〜120 bpmの範囲内ではE_{es}はHRに伴って増加するが，120〜200 bpmの範囲内ではE_{es}の増加は限定的となる．

[文献2)より引用]

縮されるため，より効率的な心室充満のためには**HR上昇に応じた弛緩性の調節機構が必要となる．**弛緩性もHRに伴って変化することが知られている．これをfrequency-dependent acceleration of relaxation（FDAR）といい，FFRとともに頻拍時のCO調整に寄与している．**図2**は弛緩性とHRの関係をさまざまな動物種で検討したものであるが，正常動物ではHR上昇とともに一様に弛緩性の上昇がみられることが報告されている[3]．

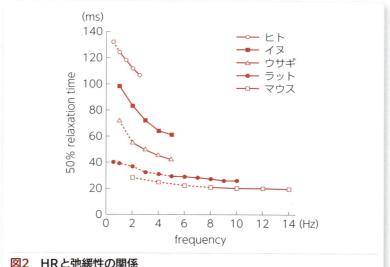

図2　HRと弛緩性の関係
さまざまな動物種において弛緩性を示す50% relaxation time と HR との関係を示したもの．HR上昇に伴って一様に弛緩性の上昇がみられる．

［文献3）より引用］

B　HRと後負荷の関係

心室の後負荷は前項にて解説したとおり，PV loop 上では実効動脈エラスタンス（E_a）として表現できる．繰り返しになるが，E_aは下記の式で示されるため，**図3**のように **HR変化は直接的にE_aの傾きの変化となり，心室-動脈カップリングに影響を与える．**

$$E_a = HR \times R$$

ここでPV loop 上においてHRが上昇した場合，ループがどのように移動するかを考えてみる．後負荷を表すE_aがHRに比例して上昇するため，収縮末期圧容積関係（ESPVR）との交点は右上方へ移動する（**図4**）．

C　HRと心拍出量曲線の関係

繰り返しになるが，SVは下記の式で表すことができる．

$$SV = \frac{E_{es}}{E_{es} + E_a}(V_{ed} - V_0) = \frac{E_{es}}{E_{es} + HR \times R}(V_{ed} - V_0)$$

よって，前述のようなE_{es}の変化が起きなければ，理論式上ではHR上昇は同じ拡張末期容積におけるSVを低下させる．一方，この式にHRをかけ，COについて解くと，

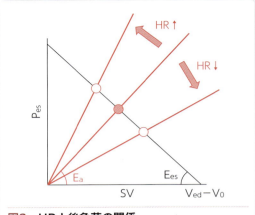

図3　HRと後負荷の関係
HRが変化することでE_aを傾きとした直線が上下に推移する．E_aを傾きとした直線とE_{es}を傾きとした直線の交点にてSVが定まる．

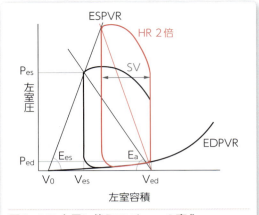

図4　HR上昇に伴うPV loopの変化
HRの上昇に伴いE_aが上昇し，ESPVRとの交点は右上方へ移動する．PV loopも右方へ移動し，SVは減少する．

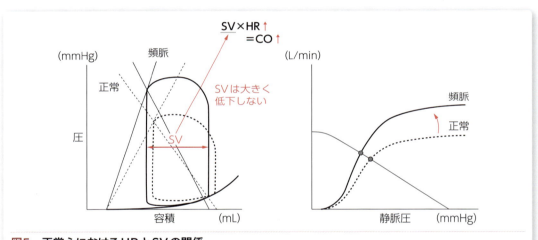

図5　正常心におけるHRとSVの関係
正常心ではHR上昇に伴い後負荷とともに心収縮性も増加するため，SVは大きく低下しない．COはSVにHRをかけたものであるから，心拍出量曲線は増加する方向へ移動する．

$$CO = HR \times \frac{E_{es}}{E_{es} + HR \times R}(V_{ed} - V_0) = \frac{E_{es}}{\frac{E_{es}}{HR} + R}(V_{ed} - V_0)$$

となる．この式からは，HRの上昇はCOを増大させることがわかる．正常心では，HR上昇によって心収縮性の増加も起きる．後負荷とともに心収縮性が増加することから，SVの低下は少なく，心拍出量曲線はさらに増加することとなる（図5）．

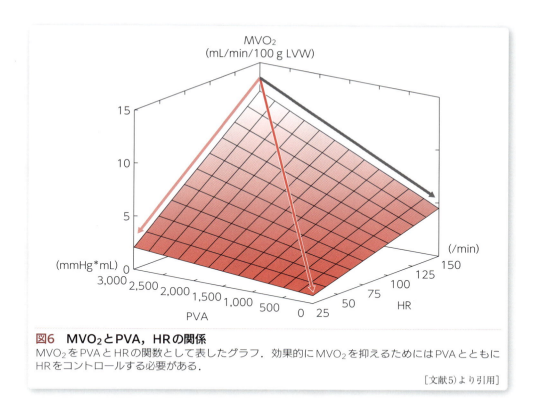

図6 MVO₂とPVA，HRの関係
MVO₂をPVAとHRの関数として表したグラフ．効果的にMVO₂を抑えるためにはPVAとともにHRをコントロールする必要がある．

［文献5)より引用］

D HRと心筋酸素消費量の関係

　正常範囲のHR上昇は収縮性や弛緩性に変化をもたらしCOを増大させるが，当然その際の心仕事量を増大させる． PV loopとESPVRおよびEDPVRで囲まれたPVAは心臓の1心拍における酸素消費を示しており，HRが上昇するほどそのぶん酸素消費量が増加する．さらに，HRはPVA非依存の酸素消費にも関わることから，MVO₂＝A×PVA×HR＋B×HR＋C(A，B，Cは定数)の式で表すことができる[4]．このように，HRは心筋酸素消費量(MVO₂)と密接に関連する(図6)[5]．

E 不全心におけるHRと心機能の関係

　不全心におけるFFRの低下は単離心筋から動物実験，ヒトPV loopでの検証にて証明されている[6]．Pieskeらは，摘出したヒト不全心筋にてFFRが低下もしくは逆転した負のFFRとなることを示した[7]．また，上記の現象が細胞内遊離Ca濃度変化の減少が関与している可能性を述べた．またYamanakaらは，実際の患者における検証を行っている．図7は収縮不全患者ならびに拡張不全患者に対して心房ペーシングを行った結果を示している．拡張不全患者では比較的FFRが保たれており，HRの上昇に伴ってE_esの増加がみられている．一方で，収縮不全患者ではHR上昇によってもE_esは変化せ

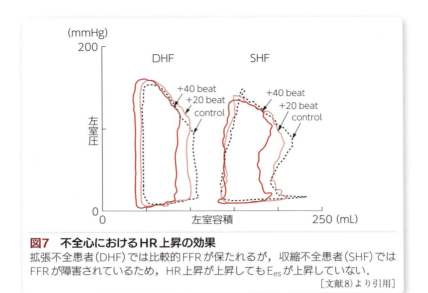

図7　不全心におけるHR上昇の効果
拡張不全患者(DHF)では比較的FFRが保たれるが，収縮不全患者(SHF)ではFFRが障害されているため，HR上昇が上昇してもE_{es}が上昇していない．

[文献8）より引用]

ず，FFRが障害されていることがわかる．一般的に不全心は弛緩性も低下していることが知られており，さらにFDARが障害されることで頻脈時の心室充満が不十分となる．これをPV loopで示すと図8のようになる．この状態を不完全弛緩と呼び，詳細は次項「弛緩性」に譲るが，**重要なことは不完全弛緩が生じるとHRが上昇するほど心室への充満ができなくなり，COが低下することである．**

F　不全心におけるカップリングと酸素効率

　先に述べたように，後負荷E_aはHRと総血管抵抗の積で表される．とくに**収縮不全患者はE_{es}が低下しているため相対的にE_aの上昇による影響が強く表れる**[9]．図9に示すように，**E_{es}が小さい心臓では同じE_aの変化に対してSVの減少量も大きくなる**．また，心臓は冠静脈洞の酸素飽和度が30%程度と著明に低いことからも明らかなとおり，正常であっても酸素需要供給バランスに余裕が少ない臓器である．不全心では，COや血圧の低下，左室拡張末期圧上昇など複合的な要因から酸素の供給は制限されており，その状態で，頻脈化することは需要供給バランスを著しく悪化させうる．**相対的な酸素不足は心機能低下に直結するため，不全心における頻脈はそれ自体が心機能低下を誘発する．**不全心における脈とCOおよび酸素消費の関係を図10に示す．A点ではHR上昇がCO増加につながるが同時にMVO_2も線形に増加する．B点を超えた辺りからHRが増加してもCOは増加せず，むしろ低下して仕事効率が悪化する．MVO_2の増加も相まって，さらなる心機能低下をもたらす．症例によっては，徐拍化がCO増加につながる可能性もある．

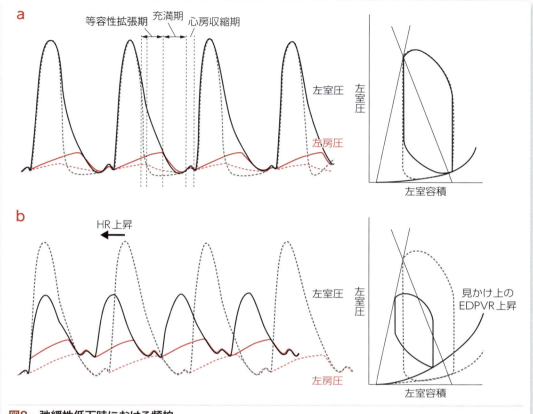

図8 弛緩性低下時における頻拍
a：弛緩性が低下した心臓（破線）では等容性拡張期の圧が下がりにくくなり，左房圧の上昇がみられる．PV loop上では左の角が削れたような形となる．
b：弛緩性が低下した状態でHRが上昇すると次の収縮までに完全に弛緩し切らず（実線），PV loop上では見かけ上のEDPVRが上昇したような形となる（不完全弛緩）．

G 心不全治療におけるHRの立ち位置

　上記について考えると，心不全治療においてHRが重要なターゲットであることがよくわかる．事実，心不全患者においてHRとその予後には負の相関関係があることはよく知られている．**酸素需要供給バランスが崩れている不全心において，エネルギーロスを抑えるためにHRをコントロールすることはきわめて理にかなっており**，さらに不完全弛緩の改善や後負荷の低減はSVの増大にも寄与する．結果，頻脈による負のサイクルを断ち切りCOを増加させ，循環動態を改善させる可能性をもつ．上述のように徐拍化は，ある心臓，ある一定ラインまではCOが増加するケースがあるものの，心拍出量曲線の低下による循環動態悪化のリスクも併せもつ．**徐拍化の程度は個々の患者ごとに検討すべきであり，現在の循環動態指標トレンドに注視しながら治療を行う必要がある．**
　また，治療奏効のカギとなる目標HRに対しては基礎疾患によって大きく異なる可能性があることが示唆されている[10]．虚血性心疾患のように酸素供給が障害されている疾

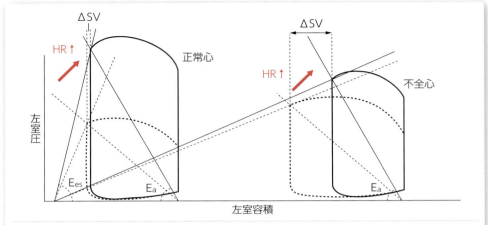

図9　不全心における頻脈時の心室-動脈カップリング
正常心ではHR上昇に伴いE_aとともにE_{es}も上昇するため(FFR)，COは保たれる．不全心ではE_{es}が低下しているため相対的にE_aの変化に強く影響される．さらにFFRも低下しているため頻脈によるE_aの上昇に対してSVの減少量が大きいことがわかる．本模式図はV_{ed}を固定したものであり，実際には総心拍出の変化により前負荷も増減しうる．

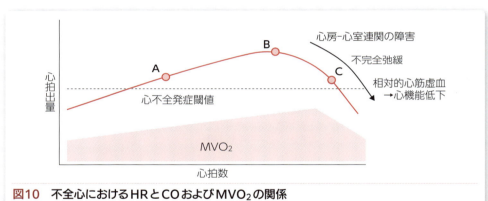

図10　不全心におけるHRとCOおよびMVO_2の関係
HRがCOやMVO_2へ与える影響は二相性であるため，過度な徐脈や頻脈は心不全発症の原因となりうる．

患の場合，徐拍化のメリットが直接エネルギーバランスに影響を与えるため，HRの減少量が比較的少なくても心不全抑制などアウトカムにつながりやすい．一方，心不全ではHRの上昇が神経内分泌系因子の異常活性化が原因である可能性がある．その場合，徐拍化による治療効果を得るためには，よりHRを低下させ頻脈による負のスパイラル（心筋酸素需要↑，心機能↓，CO↓，交感神経興奮）より抜け出す必要がある．

本項ではHRに関して，循環動態における立ち位置，その変化に対するさまざまな調節機構について述べ，それらが不全心においてどのような変化をみせるかについて概説した．心不全治療において徐拍化がきわめて理にかなったアプローチである一方，循

環動態悪化のリスクも伴うことから，心機能やもともとのHR，徐拍化後の循環動態トレンドを把握し，患者個別に至適HRを探ることが重要である．

文献

1) Bowditch HP：Über die Eigenthümlichkeiten der Reizbarkeit, welche die Muskelfasern des Herzens zeigen. Arbeiten aus der Physiologischen Anstalt zu Leipzig, 1871.

2) Maughan WL, *et al*：Effect of heart rate on the canine end-systolic pressure-volume relationship. *Circulation*. 1985;72:654-9.

3) Janssen PML, *et al*：Determinants of frequency-dependent contraction and relaxation of mammalian myocardium. *J Mol Cell Cardiol*. 2007;43:523-31.

4) Tanaka N, *et al*：Heart-rate-proportional oxygen consumption for constant cardiac work in dog heart. *Jpn J Physiol*. 1990;40:503-21.

5) Sunagawa G, *et al*：Mechano-chronotropic unloading during the acute phase of myocardial infarction markedly reduces infarct size via the suppression of myocardial oxygen consumption. *J Cardiovasc Transl Res*. 2019;12:124-34.

6) Liu CP, *et al*：Diminished contractile response to increased heart rate in intact human left ventricular hypertrophy：Systolic versus diastolic determinants. *Circulation*. 1993;88:1893-906.

7) Pieske B, *et al*：Alterations in intracellular calcium handling associated with the inverse force-frequency relation in human dilated cardiomyopathy. *Circulation*. 1995;92:1169-78.

8) Yamanaka T, *et al*：Force- and relaxation-frequency relations in patients with diastolic heart failure. *Am Heart J*. 2006;152:966.e1-7.

9) Reil JC, *et al*：Heart rate reduction by I(f)-channel inhibition and its potential role in heart failure with reduced and preserved ejection fraction. *Trends Cardiovasc Med*. 2009;19:152-7.

10) Fox K, *et al*：Ivabradine for patients with stable coronary artery disease and left-ventricular systolic dysfunction(BEAUTIFUL)：a randomized, double-blind, placebo-controlled trial. *Lancet*. 2008;372:807-16.

I章　PV loopを描く──PV loopで捉える心臓のしくみ・はたらき

07

弛緩性
頻脈による不完全な弛緩

重要ポイント
- 弛緩性は心室圧の低下速度で，不完全弛緩では見かけの拡張期末圧容積関係が急峻となり，拡張不全と同じ循環動態となる．
- 弛緩障害があると，心拍数（HR）の上昇は循環動態を改善せず，増悪させる場合がある．
- 心不全では弛緩障害を伴うため，頻脈時は不完全弛緩に注意する必要がある．

　心臓は収縮と弛緩を繰り返す臓器であり，弛緩はエネルギーを消費し能動的に行っている．効果的に駆出するためには，収縮の前に十分に弛緩して心臓に血液を充満させる必要がある．しかし，**弛緩が遅い，拡張期の時間が短い場合には，心室が十分に弛緩しない状態で収縮が始まる．血液は心臓に取り込まれずに拡張不全と同様に心不全を生じる．**本項では，どれだけ早く左室圧（LVP）が低下するか（弛緩性：弛緩の速度）と拡張期の時間（弛緩にかける時間の長さ）に着目し，循環動態への影響について説明する．弛緩不全が心拍数（HR）と関連して循環動態に及ぼす影響を理解することにより，心不全における適切なHRの管理につなげることを期待する．

A 弛緩性の基本的性質

　等容性弛緩期は大動脈弁の閉鎖によって始まる．急激に圧が低下し，心房圧と等しくなると房室弁が開放し，充満期が始まる．弛緩性は弛緩の速さであり，等容性弛緩期の心室圧の圧の低下速度である．拡張期の心室圧波形は大まかには次の指数関数で表すことができる．

$P(t) = P_0 \times e^{-t/\tau}$
$P(t)$：心室圧，P_0：等容性弛緩開始時の心室圧，τ：時定数

　指数関数の分母を時定数と呼び，弛緩性の指標である（**図1**）．本章「4. 拡張性」にて，拡張性とは硬さの指標で完全に弛緩した場合の拡張期圧容積関係の傾きであると説明したが，弛緩性は完全に弛緩するまでの速度である．なお，時定数 τ は左心カテーテル検査で測定可能である．

　図2に示すとおり，弛緩が障害されると時定数 τ が大きく，圧の低下がなだらかとなる等容性弛緩期が延長し，充満期が短縮する．**PV loopでみると，充満が始まるLVPが高く，左下の部分が上昇する．**さらに弛緩が障害されると，心室圧が低下している

056　I章　PV loopを描く

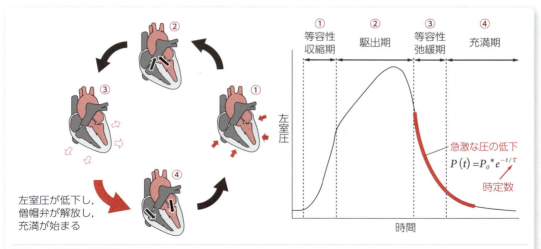

図1 心周期と弛緩性
収縮と拡張の繰り返しが心周期である．弛緩が始まると左室圧が急激に低下し，大動脈弁が閉鎖し等容性弛緩期となる．等容性弛緩期，充満期早期の左室圧は指数関数的に低下する．

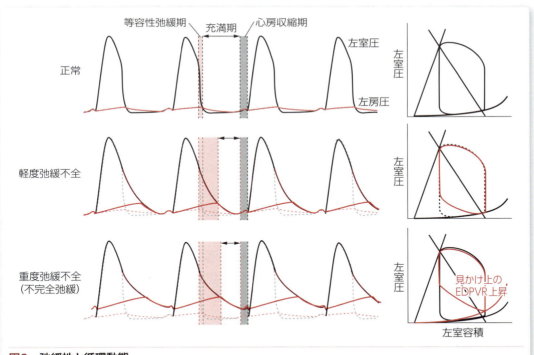

図2 弛緩性と循環動態
弛緩障害により弛緩期の左室圧の低下がなだらかになる．等容性弛緩期は延長し，充満期が短くなる．重度の弛緩障害では十分に弛緩する前に次の収縮が始まるため，PV loopは拡張末期圧容積関係（EDPVR）の線まで低下せず，見かけ上のEDPVRが上昇したように働き拡張不全と同じ病態を呈する．

07 | 弛緩性

途中で次の収縮が始まる．心房からの血液の充満は著明に制限され，心房圧は上昇し，肺うっ血を生じる．PV loopでは，完全に弛緩しないため本来のEDPVRの曲線上に圧が低下せず，EDPVRの曲線が実質的に上昇したこととなる．この状態を不完全弛緩といい，拡張性が変わっていないにもかかわらず拡張不全と同様の循環動態となる．

B 心拍数（HR）と弛緩不全

循環動態において，弛緩性はHRと大きく関連があり，十分に弛緩できるかどうかは弛緩性と拡張期の時間によってきまる．頻脈になると，十分に弛緩した場合においては心拍出量（CO）が上昇するが，弛緩障害では拡張期時間が短くなり，不完全弛緩を生じやすい．HRの上昇が循環動態を改善するか増悪させるかは両者のバランスによってきまる．

動画10

弛緩障害の有無でHRとCOの関係にどのような影響を与えるのか，循環シミュレータを用いて検証した（動画10）．HR 80，160 bpmの循環動態を図3に示す．HRが80 bpmのときには，正常と弛緩障害で同じCOであるが，弛緩障害では左室圧の低下に時間がかかり，僧帽弁血流波形のE/A比が低下している．PV loopはほとんど同じであるが，左下の点が高く，左室へ流入し始める圧がわずかに高い．HRが160 bpmのときでは，正常心においても拡張期時間は短くなり，僧帽弁血流波形はE波とA波がfusionしている．PV loopの右下の点はEDPVRの線に一致している．一方，弛緩障害では血圧は低下し，左房圧は上昇している．僧帽弁血流波形の流入時間が極端に短くなり，心房心室連関が悪化した流入障害を認める．PV loopはEDPVRの線に一致する前に次の収縮が始まり，見かけ上のEDPVRが急峻になっている不完全弛緩の状態である．HR-CO関係を比較すると，HRが低い間は同じCOであるが，HRが上昇すると，弛緩障害では頻脈になるとCOが低下し，循環破綻へとつながることがわかる．

C 弛緩性が重要となる臨床病態

弛緩性が低下する代表的な病態はHFpEFであり，壁肥厚により拡張不全と同時に弛緩性も低下する[1]．高齢，高血圧性心筋症，虚血性心疾患などのさまざまな病態でも弛緩性は低下する[2]．また，急性期においても心筋虚血やカテコラミンにより変化することが知られている[3,4]．心不全時には交感神経が活性化されるため頻脈となり，心筋酸素消費量（MVO_2）は増大する．そのため，相対的な心筋虚血を誘発し，弛緩性が低下して不完全弛緩を引き起こすことで心不全が増悪するという悪循環をきたす可能性がある．このように多くの心不全の病態に弛緩障害があるため，頻脈時においては不完全弛緩が心不全の病態に寄与していないかを考える必要がある．

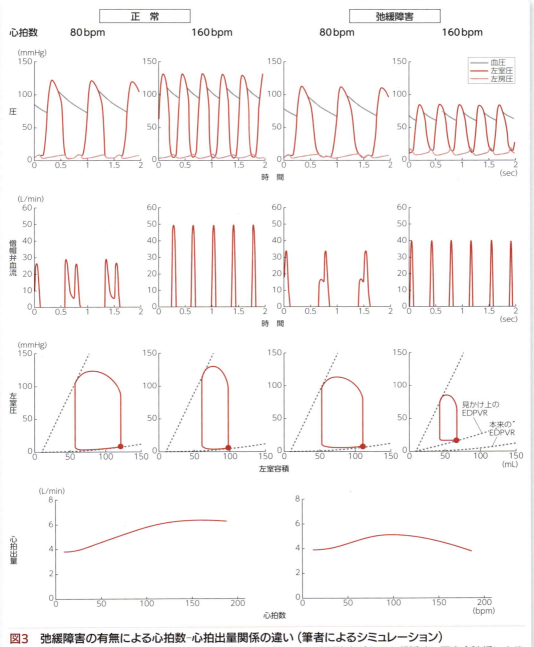

図3 弛緩障害の有無による心拍数−心拍出量関係の違い（筆者によるシミュレーション）
弛緩障害の有無で，心拍数を変えたときの循環動態を比較した．弛緩障害があると頻脈時に不完全弛緩により循環破綻を生じる．

D 弛緩性の測定方法

　弛緩性の正確な測定は，前述のとおり弛緩期の左室圧低下の時定数τを求めることである．また，左室圧の直接的な低下速度であるnegative dP/dt maxも有用な指標となる．非侵襲的な心エコーでは，僧帽弁流入波形のE波の減速時間（deceleration time）やE/A比，僧帽弁輪移動速度e′はいずれも弛緩性を表すことが知られている．ただし，左房圧や拡張特性，HRなどのさまざまな因子を受けるため，弛緩性の直接的な指標とはならない点は留意が必要である．そのため，個別の患者において不完全弛緩を生じているかを，心エコーだけで判断することは困難である．病態，HR，弛緩性を修飾する因子などを考慮しながら，HR調節を検討していく必要がある．

　本項では，弛緩性について力学的な定義から，HRとの関連，さまざまな臨床病態まで概説した．至適なHRを事前に見極めることは困難であるが，頻脈の不全心においては，不完全弛緩が病態の一因となっていないかを一度振り返ることが診療の役に立つことを期待する．

文献

1）Zile MR, *et al*：Diastolic heart failure：abnormalities in active relaxation and passive stiffness of the left ventricle. *N Engl J Med*. 2004；350：1953-9.
2）Hirota Y：A clinical study of left ventricular relaxation. *Circulation*. 1980；62：756-63.
3）Cheng CP, *et al*：Effect of loading conditions, contractile state, and heart rate on early diastolic left ventricular filling in conscious dogs. *Circ Res*. 1990；66：814-23.
4）Mann T, *et al*：Factors contributing to altered left ventricular diastolic properties during angina pectoris. *Circulation*. 1979；59：14-20.

08 前負荷
すべての要素が前負荷を決める

> **重要ポイント**
> - 前負荷はPV loopの右下の点から読める．
> - 前負荷は心血管のパラメータの影響を受ける相互依存変数である．
> - 前負荷は循環平衡とPV loopを行き来することで明確な理解につながる．

　前負荷は収縮期開始直前の心室内の容積であり，拡張末期の壁応力（心室壁にかかる張力）と定義される．**臨床で前負荷を表す指標として，肺動脈楔入圧（PAWP），心室拡張末期容積［V_{ed}（EDV）］，心室拡張末期圧［P_{ed}（EDP）］，右房圧［P_{RA}（RAP）］などが計測され，これらはPV loopの右下の点に該当する．** 長年の心機能研究により，前負荷は単一の固定値ではなく，心臓が送り出す血液量（心機能）と心臓に戻る血液量（静脈還流：VR）の相互作用によって動的に決定されることが明らかにされてきた．この根源的な相互作用は心拍出量曲線と静脈還流曲線として表され，両者の交点として循環平衡点が定まる．本項では，このダイナミックに決定される前負荷の成り立ちについて，心機能と静脈還流の観点から解説する．

A 心拍出量曲線と静脈還流曲線

　血液循環について右房圧（P_{RA}）を基準に考えると，心拍出量（CO）と静脈還流量（VR）は全く異なる性質を示す（**図1**）．心機能の基本的な性質として，P_{RA}の上昇に伴いCOは増加する関係にあり，これは心拍出量曲線として表される．一方，P_{RA}とVRの逆相

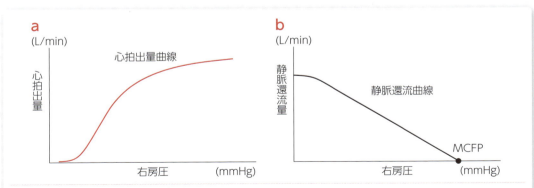

図1 心拍出量曲線と静脈還流曲線
a：心拍出量曲線はP_{RA}の上昇に伴いCOが増加し，上に凸のカーブを描く．
b：静脈還流曲線はP_{RA}の上昇に伴いVRが直線的に減少し，横軸との交点がMCFPを示す．

関の関係を静脈還流曲線として提唱したのがGuyton[1]である．この実験で得られた静脈還流曲線において，VRがゼロとなる点，すなわち横軸との交点を平均循環充満圧（mean circulatory filling pressure：MCFP）と定義した．MCFPは心臓のポンプ機能を停止させ，動静脈系の血液が循環全体に均等に再分配されたときの血管内圧を表している．このVRは，MCFPとP_{RA}の差，および静脈還流抵抗によって規定され，［VR＝（MCFP－P_{RA}）/静脈還流抵抗］で表される．

静脈還流曲線は以下の特徴をもっている[1]．

- P_{RA}が0mmHg以上では，P_{RA}の上昇に伴いVRは直線的に減少する．
- 還流量がゼロになる心房圧は循環系に均一な圧で血液が充満した際の圧（MCFP）に等しい．
- P_{RA}が－4mmHg以下になると，静脈の虚脱によってP_{RA}の低下にもかかわらずVRは一定になる．

なお，静脈還流曲線の横軸との切片はMSFP（mean systemic filling pressure）と記述されることが多い．これは全循環ではなく，肺循環と体循環を区別して，体循環の循環停止時の血管内圧を表す．本項では単純化し，MCFPで説明を行ったが，体循環と肺循環を区別する一般化循環平衡こそが，左心不全や右心不全の病態の適切な理解に必要な知識であることはあらためて強調しておく．

B 静脈還流：SBVとUBV

血液量は血管系において2つの異なる機能的な容積として存在している．血管壁に負荷をかけ圧を発生させる負荷血液量（stressed blood volume：SBV）と，圧力に影響を与えない無負荷血液量（unstressed blood volume：UBV）である．

図2では，V_0は静脈血管内の血液量の閾値を表している．この閾値を超えると，静脈壁が伸展され内圧が上昇する．この内圧の上昇はSBVによって生み出されるものである．UBVを超えた血液量分がSBVとなり，このSBVが循環動態に寄与する血液量となると考えられている．

MCFPはSBVによって規定され，輸液負荷は直接SBVを増加させる（**図2b**）．正常値では，SBVは約21mL/kg［平均循環充満圧×全血管のコンプライアンス（7mmHg×3mL/kg/mmHg＝21mL/kg）］とされる．このSBVとUBVは固定的ではなく，生理的条件や病態により変動する．たとえば，交感神経の活性化（血管収縮や急性心不全など）では約10mL/kgがUBVからSBVへとシフト（central volume shift）する．逆に，麻酔による交感神経抑制や静脈血管拡張作用ではSBVからUBVへのシフトが起こり，MCFPは低下して静脈還流曲線は下方へ移動する（**図3**）．

このように，臨床で遭遇する麻酔，出血，輸液，血管収縮などは，SBVとUBVの分布を変化させることで前負荷に影響を与える．前負荷がどのように決定されるかという問いに対する理解を深めるために，以下に心拍出量曲線と静脈還流曲線の交点によって規定される循環平衡理論について解説する．

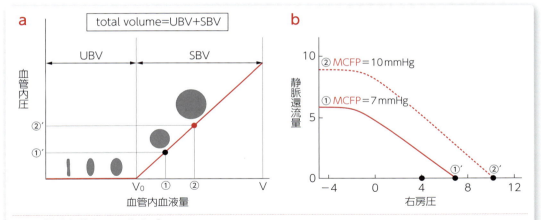

図2　輸液負荷とSBVおよびUBV
a：UBVは主に静脈系で血液を貯留し，一定容積（V_0）を超えると静脈壁が伸展され（①→②）内圧が上昇する（①'→②'）．この圧を生むSBVが心臓への還流を担っている．
b：輸液負荷により血液量が増加すると，平均循環充満圧が上昇し（①'→②'）静脈還流曲線は上方へシフトする．逆に，脱水や出血では血液量が減少し（②→①），平均循環充満圧も低下して（②'→①'）静脈還流曲線は下方へシフトする．

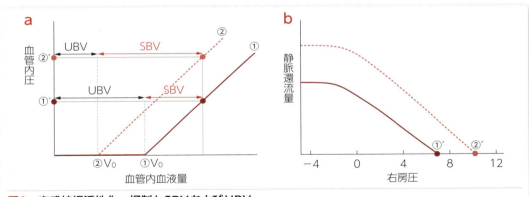

図3　交感神経活性化・抑制とSBVおよびUBV
a：交感神経活性化（血管収縮，急性心不全など）によりV_0が左に移動（①V_0→②V_0）することで，ラインも左に動く（①→②）．
b：交感神経活性化によりMCFPの増加を伴う（①'→②'）．同じ総血液量でもSBVが増加し，逆に麻酔などによる交感神経抑制や静脈拡張ではV_0が右に移動（②→①）する（ライン②→①）．これは，MCFPの増加に伴い（②'→①'），同じ総血液量でもSBVが減少することを意味する．

C　前負荷の決定：循環平衡理論

　循環の成り立ちは，心臓のポンプ機能をもとに描かれる心拍出量曲線と心臓への血流の状態をもとに描かれる静脈還流曲線として同一平面に重ねることができる．そして，この2つの曲線から得られる交点（循環平衡点）から，共通のP_{RA}（前負荷）のもとでVRとCOが等しくなる平衡点が得られる（**図4a**）．これは，前負荷が単一の圧力指標や容積指標から求められるものではなく，循環平衡点から決まることを意味している[2]．

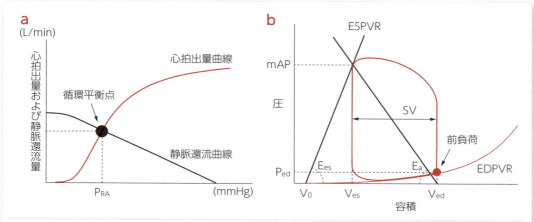

図4 循環平衡とPV loop
a：心拍出量曲線と静脈還流曲線の交点を循環平衡点としている．共通の前負荷（P_{RA}）のもとでVRとCOが等しくなる点が得られる．
b：PV loopでは循環平衡点から決まる前負荷がPV loopの右下の点に表れている．

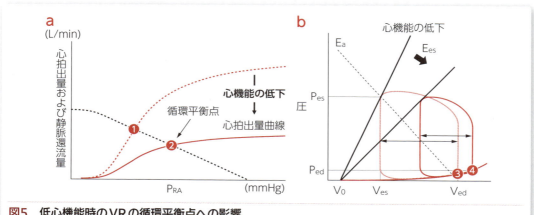

図5 低心機能時のVRの循環平衡点への影響
a：心機能が低下すると心拍出量曲線が下方に移動し，循環平衡点が❶→❷に移動し，前負荷の増加を招く．
b：心機能低下はE_{es}が低下し，V_{ed}の増加（❸→❹）によりループは右下へ移動する．うっ血が助長される可能性があることが理解できる．

PV loopでは，拡張末期の圧容積が前負荷を反映している（図4b）．

次に，循環平衡とPV loopの変化について，両者を行き来しながら4つの臨床シナリオを例に考えてみたい．

1 心機能低下時の前負荷の変化

図5に安定した管理範囲内の静脈還流曲線をもとに心機能が低下した循環平衡点の変化を示す．心機能の低下は心拍出量曲線の低下を認め，下に移動する．図5aから心機能が低下すると，循環平衡点が右下に移動する．この状況の変化はCOの低下（平衡点の下方移動）と前負荷の上昇（平衡点の右方移動）を意味する．つまり，**心機能低下では負荷**

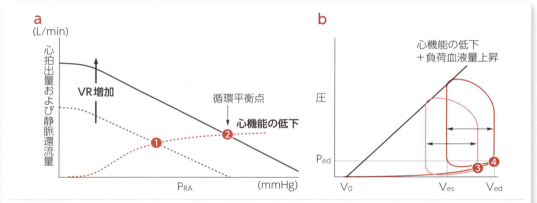

図6 低心機能時に負荷血液量を増加させた循環平衡点への影響
a：低心機能時（心拍出量曲線が下方に移動）に，さらにVRの増加により循環平衡点は❶→❷へ移動する．P_{RA}は増加したにもかかわらず，COの増加は微々たるものであることが示されている．
b：低心機能時のSBV増加により，循環平衡点の変化（❶→❷）はループ上ではV_{ed}の❸→❹として反映される．心機能低下状態での負荷血液量増加は，前負荷の著明な上昇を伴うため，循環平衡点の右方移動から肺うっ血の増悪につながる生理学的変化を示唆している．

血液量が増えないにもかかわらず前負荷が増加することになる．**PV loopの変化では収縮期末エラスタンス（E_{es}）が低下して前負荷指標の右下点が右上に移動する**ことになる．

2　低心機能状態で負荷血液量が上昇した際の変化

低心機能の状態で負荷血液量を増加させる介入（輸液や輸血）を行うと，図6aに示す静脈還流曲線の上方移動となり，循環平衡点は大きく右に移動する．**通常，前負荷の関数としてCOは増加しそうであるが，平衡点が心拍出量曲線の傾きがなだらかなところで動作すると，負荷血液量が増えてもCOがほとんど増えず，前負荷が著明に増加する**ことになる．図6bのPV loopの変化から，前負荷（V_{ed}）が上昇するわりにSVが得られず，肺うっ血を助長させる状況が示唆される．

3　低心機能改善時の前負荷の変化

低心機能に負荷血液量が上昇した肺うっ血の状態から，心機能の改善や強心薬を用いると心拍出量曲線が上方へ移動する（図7a）．循環平衡点は大きく左上に移動し，負荷血液量の減少（利尿や除水）を行わずとも前負荷が低下している．心機能低下時とは逆に，**負荷血液量が同じでもCOは増加し，前負荷が著明に減少する**ことになる．図7bのPV loopの変化から，V_{ed}が減少し，一回拍出量の増加が示唆される．1〜3の流れを続けると動画⓫となる．

動画⓫

4　血管作動薬使用時の循環動態変化

低心機能患者における血管収縮薬の使用は，動脈系と静脈系で異なる循環動態の変化をもたらす．動脈系では後負荷が上昇することでCOが低下する（図8a）．一方，静脈

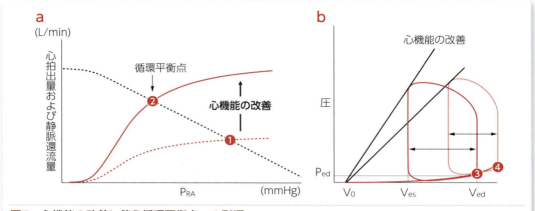

図7 心機能の改善に伴う循環平衡点への影響
a：低心機能状態から心機能が改善すると心拍出量曲線が上方に移動し，循環平衡点は❶→❷へ移動する．前負荷の軽減とCOの増大を表す．
b：心機能の改善によりE_{es}の傾きが増大する．循環平衡点の変化（❶→❷）はループ上ではV_{ed}の❹→❸として反映され，ループは左方向へ移動している．低心機能状態から心機能が改善すると，利尿などを行わなくても肺うっ血の改善が期待される．

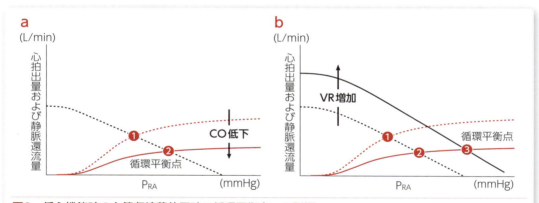

図8 低心機能時の血管収縮薬使用時の循環平衡点への影響
a：血管収縮薬の使用により後負荷が増大し，COが低下する様子が描かれている（循環平衡点❶→❷）．
b：血管収縮薬による静脈系への作用を示している．血管収縮（とくに静脈）によってUBVからSBVにシフトすることでVRが増加する．この継時的変化により循環平衡点は❶から❷および❸に移動するため，うっ血がさらに助長される可能性がある．

系では血管収縮によりUBVからSBVへの血液シフトが生じ，心臓への静脈還流量が増加する（**図8b**）．しかし，低心機能状態ではポンプ機能が十分でないため，増加した静脈還流により左室内圧が上昇しやすい．**血管拡張薬においても，動脈系での後負荷軽減によるCO増加と，静脈系でのSBVからUBVへのvolume shiftによる前負荷低下という相反する作用が生じる．**このように，血管作動薬の効果は心機能状態（よい心臓／わるい心臓）と循環血液量（うっ血／脱水）により異なるため，個々の症例における循環平衡点の変動を予測し，適切な治療戦略を選択することが重要である．

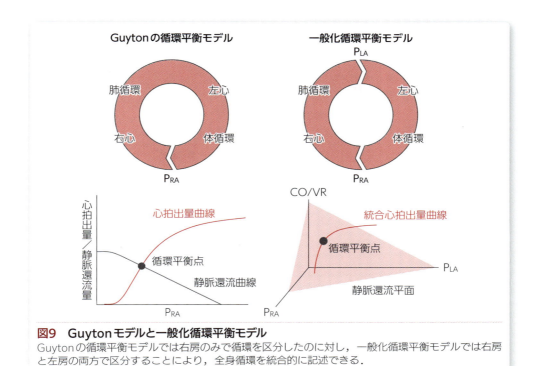

図9　Guytonモデルと一般化循環平衡モデル
Guytonの循環平衡モデルでは右房のみで循環を区分したのに対し，一般化循環平衡モデルでは右房と左房の両方で区分することにより，全身循環を統合的に記述できる．

前負荷は，心拍出量曲線と静脈還流曲線の交点で決定される「結果」である．SBVにて決定されるVRを理解することで，循環平衡とPV loopを行き来できるようになり，正確に循環動態を捉えることができる．

MEMO　Guytonのその先へ

GuytonはVRの概念を心拍出量曲線のコンセプトと統合することによってP_{RA}とCOの関係から循環の平衡点を示した(**図9左下**)が，このモデルは単一の循環系(**図9左上**)としての記述に留まっていた．そのため，肺循環-体循環，右心-左心を区別できず，左房圧(P_{LA})が考慮されていないため，左心不全などにより左右の心機能のバランスが崩れたときの循環動態を説明できなかった．この課題に対して，砂川らは一般化循環平衡モデルを提唱した[3](**図9右**).

一般化循環平衡モデルでは，血液循環を右房と左房で区分することで，右心機能(P_{RA}-CO関係)，左心機能(P_{LA}-CO関係)，体循環(P_{RA}-VR関係)，肺循環(P_{LA}-VR関係)を独立して記述する．そのうえで，左右のCOと体・肺循環のVRがそれぞれ共通であることや，負荷血液量が体循環と肺循環でシフトすることを組み込んだ．これにより，P_{LA}-P_{RA}-COの3軸で統合心拍出量曲線と静脈還流平面の交点によって，循環の平衡点が決定される．

一般化循環平衡モデルを左心不全へ応用すると，左心の心拍出量曲線の低下によ

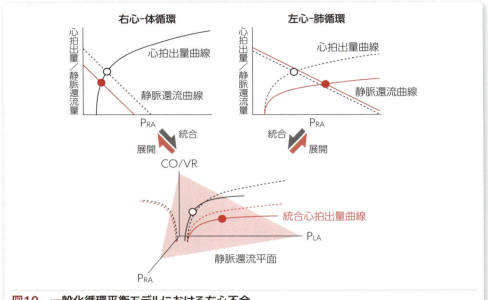

図10　一般化循環平衡モデルにおける左心不全
左心の心拍出量曲線が低下すると，3次元の循環平衡図では統合心拍出量曲線（赤線）がP_{LA}軸に傾く．その結果，平衡点は基準（白丸）からCO・P_{RA}が低下しP_{LA}が上昇する（赤丸）．

り，統合心拍出量曲線はP_{LA}軸に傾く．負荷血液量に依存する静脈還流平面は変わらないため，結果としてCO・P_{RA}が低下し，P_{LA}が上昇した点に新たな平衡点が形成される．これを2次元で展開すると，負荷血液量の体循環から肺循環へのシフトを反映して，P_{RA}軸（体循環）の静脈還流曲線は低下し，P_{LA}軸（肺循環）の静脈還流曲線は上昇する．このように一般化循環平衡モデルは，左心不全の病態を適切に表現でき，また両心室が相互に静脈還流をつくり出す関係性も体系的に理解できる（図10）．筆者らはこのコンセプトを基礎として，補助循環などの治療介入における循環動態予測[4,5]や自動治療[6]システム開発に取り組んでいる．

文献

1) Guyton AC, et al：Venous return at various right atrial pressure and normal venous return curve. *Am J Physiol*. 1957；189：609-15.
2) Shoukas A, et al：Epinephrine and the carotid sinus baroreceptor reflex：influence of capacitive and resistive properties of the total systemic vascular bed of the dog. *Circ Res*. 1980；47：249-57.
3) Sunagawa K, et al：Ventricular interaction with the loading system. *Ann Biomed Eng*. 1984；12：163-89.
4) Sakamoto K, et al：Prediction of the impact of venoarterial extracorporeal membrane oxygenation on hemodynamics. *Am J Physiol Heart Circ Physiol*. 2015；308：H921-30.
5) Kakino T, et al：The partial support of the left ventricular assist device shifts the systemic cardiac output curve upward in proportion to the effective left ventricular ejection fraction in pressure-volume loop. *Front Cardiovasc Med*. 2020；7：163.
6) Uemura K, et al：Automated drug delivery system to control systemic arterial pressure, cardiac output, and left heart filling pressure in acute decompensated heart failure. *J Appl Physiol*. 2006；100：1278-86.

Column

ワインと実効動脈エラスタンス

心室動脈結合

　1978年，私が米国ジョンズホプキンス大学の佐川喜一研究室に留学した当時，すでに左室の収縮期末エラスタンスは新しい心機能の指標として注目を集めていた．しかしながら，循環器の臨床教育を受けてきた私には，心臓のポンプ機能とエラスタンスの関連が確立されていないため，その臨床応用は限定的と思えた．エラスタンスからポンプ機能を推定する枠組みができた暁にはじめてエラスタンスの臨床応用が始まると佐川先生に進言した．これが契機になり，心室動脈結合の枠組みの確立が私の研究課題になった．

実効動脈エラスタンス誕生

　心臓は動脈と結合するとともに静脈とも結合している．最終的には両者込みで心ポンプ機能を推定する枠組みは必要だが，まずは心室と動脈結合の枠組みの確立に着手した．心エラスタンスからポンプ機能を推定する難しさはエラスタンスと血管抵抗Rの次元の違いにある．そのため数学的な相性が悪く定式化が難しい．そこで動脈を実効的にエラスタンス化する考え方を選択した．詳細は他項に譲るが，原理は単純である．動脈の圧流量関係はほぼ直線であることから，収縮末期圧-SV関係も直線になることが期待できる．その傾きが動脈の実効エラスタンスE_aになる．問題になるのはRとE_aの関係である．そこで，収縮末期圧を平均動脈圧で近似した．これにより動脈エラスタンスは血管抵抗と心周期の比（$E_a = R/T$）で記述することが可能になる．その結果，拡張末期容積がわかればSVのみならず，CO，PVA，MVO_2が予測できるようになる．ここまで枠組みを確立したうえで，平均血圧と収縮末期圧の近似が成立する限り左室のエラスタンスから心ポンプ機能（血行動態）の推定が可能であることを佐川先生に説明した．佐川先生は大変喜ばれたが，私の意図に反して，実験的に心室エラスタンスからSVはCOが予測できることを証明するように求められた．

前提と結果とワイン

　佐川先生は平均血圧と収縮末期圧は近似が成立するという前提は受け入れていた．前提は受け入れるが，数学的推論に基づく血行動態の予測は実験的証明が必要という考え方であり，咄嗟には受け入れがたかった．それでは何を実験的に証明すればよいのか．周知のように実験的なエラスタンスの測定は誤差が大きい．加えて，生の実験環境では心室エラスタンスも血管抵抗も安定しない．このような実験系では，予測理論の精度が低いのか，実験系が不安的なのかを判別することができなくなる．検証には高い精度で圧容積関係が

測定でき，心機能が安定し，かつ安定した動脈インピーダンスが維持できる実験系が不可欠になる．そこで，摘出還流心を高速サーボポンプに接続し，心室容積をあたかも動脈インピーダンスに向かって駆出するように制御する，摘出心のインピーダンス負荷装置を開発することにした．インピーダンスは微分方程式で定義されているため，左室の瞬時圧に応じた実時間の積分が必要になる．当時のパソコンは計算速度が遅く実時間動作は非現実的であった．そこで，アナログコンピュータを作成し実時間動作を実現した．佐川先生は装置の完成をたいそう喜ばれ，初実験の日には実験室にワインをもってこられた．摘出還流心が生理的な圧容積ループを描き，推定SVと実測SVが限りなく一致するのをみながら祝杯をあげた．この心室動脈結合の枠組みが，その後の静脈心室結合，さらに一般化循環平衡の基盤になった．

　1979年の年末のBaltimore，夕日が射し込んでいた実験室での話である．

砂川賢二

Ⅱ章 PV loopで診る
PV loopで病気がみえる

Chapter 2. Understanding Cardiovascular Diseases by the PV loop:
Mechanical Insight into Pathogenesis

Ⅱ章　PV loopで診る──PV loopで病気がみえる

01 左室収縮能が保たれた心不全
PV loopで定義するHFpEF

重要ポイント
- HFpEFは，左室の収縮能が保たれる一方で，拡張能が障害されており，硬くて小さな心臓になっている．
- 典型的なHFpEFでは，拡張末期の圧容積関係を結んだ線（EDPVR）が急峻となっており，同じ左室拡張末期圧での一回拍出量（SV）が小さくなり，心拍出量曲線（CO curve）ではその傾きが低下する．
- HFpEF患者は運動負荷に対する心拍出量（CO）を増やす応答が損なわれるため，運動不耐性を示すことが多い．したがって，HFpEFの診断には安静時に加え，運動負荷時の心エコー評価が役立つ．
- HFpEFの治療においては，SGLT2阻害薬などの薬物療法に加え，新規デバイス治療が注目されている．

A　HFpEFの臨床的特徴

　HFpEFは，本邦の「急性・慢性心不全診療ガイドライン（2017年改訂版）」では，臨床的に心不全症状があり，左室駆出率50%以上が保たれ，左室拡張機能障害が存在する心不全と定義される[1]．本邦における東北地方で行われた慢性心不全患者の研究において，2000年に実施した解析では慢性心不全患者全体の51.6%がHFpEFであったが2006～2010年の解析では68.7%を占めたと報告され[2]，徐々に増加していることが示唆される．日本全体のレジストリ研究（JCARE-CARD）では，HFpEFは65歳以上の高齢者に多く，原因疾患として高血圧が多数を占めており，合併疾患として糖尿病，心房細動，慢性腎臓病の割合が多い[3]．アジアにおける調査では，HFpEF患者の全死因死亡率および心血管死亡率は，それぞれ5.4%・2.9%であり，HFrEF患者の10.6%・5.7%と比べて低く報告されているが，糖尿病などの代謝異常を併存する場合には予後不良の経過をとることが報告されている[4]．

　HFpEFの診断，治療の難しさは，その原因疾患の多様性にある．HFpEFの診断は，LVEFが保持された心不全をきたしうる他疾患（HFpEF masqueraders）を除外したその先にあることをあらためて意識する必要がある[5]．つまり，心外膜疾患（収縮性心膜炎や心膜切開後症候群など）や拘束型心筋症（アミロイドーシス，サルコイドーシス，ヘモクロマトーシス，放射線心筋障害，癌治療関連心機能障害など），肥大型心筋症，グリコーゲン蓄積症（ファブリー病など），一次性右心不全（不整脈原性右室心筋症など），そして他の疾患（弁膜症，肺高血圧症，高心拍出性心不全，肝・腎不全）を除外したう

072　Ⅱ章　PV loopで診る

えで，いわゆるHFpEFと診断し，治療・管理していくことが求められる[5]．したがって，**実臨床ではHFpEF様心不全と表現される場合も，心機能や循環以外の管理も重要であることをあらためて強調しておきたい．**

B　HFpEFの心機能的特徴

　　HFpEFの病態生理においては，左室機能不全（左室拡張能の低下）だけでなく，左房機能不全（左房コンプライアンスの低下や左房拡大，それに伴う僧帽弁閉鎖不全症）や右室機能不全（右室収縮能低下や右房・右室のリモデリング，それに伴う三尖弁閉鎖不全症）も関与していることが示唆されているが[6]，一般的には，左室拡張能の顕著な低下を特徴としている．その原因病態としては，メカニカルストレス（圧負荷や容量負荷）によって長期的にもたらされる心筋組織自身の構築変化（求心性リモデリング）が考えられる（図1）．具体的には，心筋自身の肥厚や線維組織の増生があげられ，それらにより心室壁のコンプライアンスが低下する．左室拡張障害を伴うと，左室容量負荷に対して左室圧が容易に上昇しうる状態となり，正常時と同じ左室拡張末期圧に留まるためには必然的に左室容積が小さくなる．この**"硬くて小さな心臓"がHFpEFの形態的・機能的特徴といえる．**LVEFは一回拍出量（SV）を左室拡張末期容積で除したものであるが，HFpEFではSVが低下するにもかかわらず，分母である左室拡張末期容積も小さくなっている．したがって，LVEFが保持された心不全を呈することになる．

　　左室の弛緩障害もHFpEFに併存しうる病態である．弛緩能とは，時々刻々と変化する心臓の硬さ（時変エラスタンス）が拡張期に低下する速度である．これが障害される

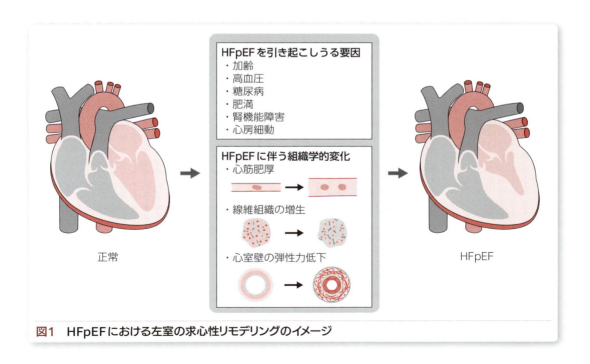

図1　HFpEFにおける左室の求心性リモデリングのイメージ

(不完全弛緩)と心臓が硬いままとなり，拡張期の左房圧(LAP)が上昇し，心不全をきたしうる(「Ⅰ章-7．弛緩性」参照)．また，頻脈時には拡張早期から次の収縮が発生するまでの時間が短く，不完全弛緩をきたしやすくなる．さらに，十分な弛緩には十分な心筋拡張力(elastic recoil force)，すなわち収縮期における筋線維の収縮に対する反動も重要な因子となる[7]．

左房機能もHFpEFの病態に大きく寄与していると考えられる．左房機能が低下すると，LAPは上昇しつつも，左室へ血液を十分に送れないために左室が大きくなることなく心不全(肺うっ血)をきたし，また心拍出量(CO)も低下してしまう(心拍出量曲線の低下)．HFpEFの状態に加えて心房細動などの左房機能障害が合併すると，さらにLAPが上昇する．

以上より，**HFpEF患者には求心性リモデリングに伴う拡張不全が主病態として存在し，硬くて小さな心臓となっている．そこに弛緩障害や頻脈，左房機能障害が加わることで容易に心不全症状をきたしうる状態**となっている．

C HFpEFのPV loop

心機能には心収縮性，拡張性，前負荷，後負荷が影響するが，HFpEFでは拡張性が主に障害されている．拡張しやすい心臓は血液充満に伴う小さな力で大きくなり，より多量の血液を静脈から心室に取り込むことができる．一方で，拡張しにくい(硬い)心臓は血液充満に伴うより多くの力でも大きくならず，静脈に血液がうっ滞する．

拡張性は，PV loop上で拡張末期の圧容積を結んだ線〔拡張末期圧容積関係(EDPVR)〕により表される．EDPVRは収縮末期圧容積関係(ESPVR)と異なり非線形であり，拡張性に特徴的である．容積が小さいときは傾きがなだらかであり拡張しやすい．一方で容積が大きくなると傾きが急峻になり拡張しにくい(硬い)．

拡張障害のあるHFpEFではこのEDPVRの曲線が急峻となる．PV loopでは，同じ左室拡張末期圧(EDP)でのSVが小さくなる．SVと心拍数(HR)の積がCOであり，心臓の統合的な性質を表す心拍出量曲線(CO curve)においてはその傾きが低下する(「Ⅰ章-4．拡張性」参照)．

HFpEFの60〜90%はHFpEFのまま経過すると報告されているが[8]，一部の症例はHFrEFへ進行する場合がある[9]．原因はさまざまであるが，肥大型心筋症の拡張相への移行や虚血性心疾患における虚血イベント再発に加え，リモデリングの進行が考えられる[1]．心筋リモデリングは，心臓が慢性的にその柔軟性と収縮能の変化に最も見合った形に内腔径を変化させることで生じる．その中心的な役割を担うのが組織の線維化であり，これは心筋組織死に伴う治癒機転と，物理的な圧・伸展負荷による刺激によりもたらされる．逆に言えば，HFpEFであっても何らかの心筋障害やメカニカルストレスが加われば求心性から遠心性リモデリングへの変化や，双方の混在がありうる．**図2**はDahl食塩感受性ラットに高食塩食を給餌したときのPV loopの変化であり，ヒトのHFpEFの病態を模している[10]．**図2a**は給餌開始8週目，**b**は12週目，**c**は16週目，

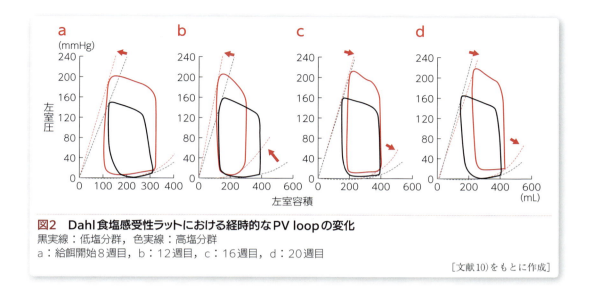

図2 Dahl食塩感受性ラットにおける経時的なPV loopの変化
黒実線：低塩分群，色実線：高塩分群
a：給餌開始8週目，b：12週目，c：16週目，d：20週目

[文献10)をもとに作成]

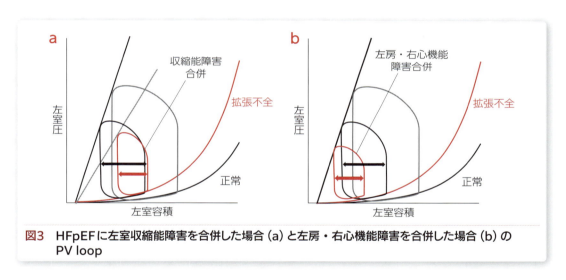

図3 HFpEFに左室収縮能障害を合併した場合（a）と左房・右心機能障害を合併した場合（b）のPV loop

そしてdは20週目を示しており，一般的にヒトでみられるHFpEFのPV loopはbに該当する．図2bでは，顕著な後負荷の増大（高血圧＝図2a）に加え，左室拡張能低下に伴う左室拡張末期容積の狭小化と左室拡張末期圧の上昇をきたし，PV loopが左上方へ推移している．結果としてSVが低下している．図2cから図2dにかけては左室収縮期末エラスタンス（E_{es}）の低下とともにPV loopは徐々に右へ偏位しており，左室容積が徐々に増加していることを示す．これらはHFpEFの左室収縮能低下に伴う遠心性リモデリングへの移行を示唆する．

　HFpEFには左室収縮障害，左房機能障害，そして右心機能障害が合併しうる．HFpEFに左室収縮障害が加わった場合，PV loop上ではSVは著しく低下し，いかに血行動態の維持に不利な状態かがイメージできる（図3a）．また，HFpEFに左房機能障害，そしてそれに引き続く二次性の肺高血圧および右心機能障害が加わった場合，結果と

して左室への前負荷が減少するため[11]，PV loopは左下方へ移動し，SVも低下しうる（図3b）．このように，PV loopはさまざまな要因が混在しているHFpEFの病態を明確に理解するツールとなる．

D HFpEF患者の運動時のPV loopの変化

HFpEF患者は運動不耐性を示すことが多く，運動時の呼吸困難と倦怠感の症状を呈しやすい[12]．これは，**運動時に交感神経の活性化に伴う静脈還流増加が生じる一方で，小さな左室容積と硬い心室壁を有するHFpEF患者においては，これらの運動負荷に対するCOを増やす応答が損なわれている**ためである[13]．図4に示すようにHFpEF患者は正常と比べてEDPVRが上昇している．そこへ運動負荷がかかると，E_aの上昇に伴いSVは低下する（図4b，実際は交感神経刺激の影響で収縮期末エラスタンス（E_{es}）は増加しうるが，HFpEF患者ではforce-frequency relationshipの反応性が乏しく，SVの増加は限定的と考えられる[14]）．CO（SV×HR）を保持するためにHRが上昇するが，その結果としてE_aも上昇するため，さらにSVを低下させる可能性がある．これに加え，頻脈になると心房-心室連関の障害により心房への血液流入が妨げられることでSVは低下するため[15,16]，静脈還流増加分に対して心拍出量曲線の上昇程度は正常時と比べると軽度に留まる（図4a）[1]．このように，HFpEF患者にとって運動時にCOを維持・増加させることがいかに困難であるか，PV loopと循環平衡の概念から理解することができる．

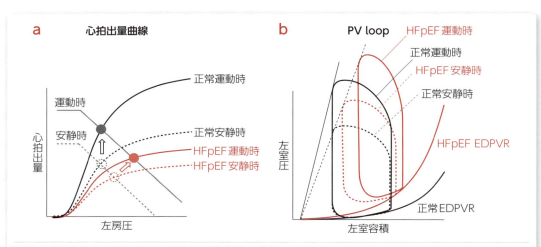

図4 正常心およびHFpEFにおける運動前後の変化
a：心拍出量曲線および静脈還流曲線．正常心では安静時から運動時にかけて心拍出量曲線（黒曲線：点線から実線）と静脈還流曲線（灰直線，点線から実線）がともに上昇するため，循環平衡点は上方に変位するが，左房圧の上昇はきたさない．一方で，HFpEFでは心拍出量曲線の上昇が正常心と比較して軽度のため，循環平衡点は右方に変位し，左房圧の上昇をきたす．
b：PV loop．正常心では運動時に収縮能が上昇（E_{es}上昇）するため，後負荷が上昇してもSVは保持され，また，左室拡張末期圧・容積の上昇はきたしにくい．一方で，HFpEFでは，運動時にも収縮能が上昇しにくいためSVは低下し，また，左室拡張末期圧・容積も容易に上昇しうる．

E HFpEFの診断

　HFpEFの診断には，臨床症状やBNPなどのバイオマーカーに加え，心エコーでの評価が欠かせない．心エコーでは，左室拡張末期圧の上昇をE/e′（左室流入血流速波形のE波と僧帽弁輪部速度波形のe′波のピーク速度の比）の上昇として捉え，硬い心臓を十分に拡張できない左室（e′の低下）として捉える．また，拡張能障害に基づく慢性的な左房負荷を左房容積拡大として，それに伴う二次性の肺高血圧を三尖弁逆流速度の上昇として捉える．以上をまとめて本邦の心不全ガイドライン[1]では，①平均E/e′＞14，②中隔側e′＜7cm/秒または側壁側e′＜10cm/秒，③三尖弁逆流速度（TRV）＞2.8m/秒，④左房容積係数（LAVI）＞34mL/m^{2}の4項目のうち3項目以上陽性をHFpEF患者の拡張能障害の診断基準として推奨している．他の疾患を除外することはもちろんであるが，LVEFが保持されていても，これら拡張障害を認める場合は積極的にHFpEFを念頭に置いて診断・治療を進める必要がある．

　一方で，運動耐容能が制限されているHFpEF患者であっても，安静時にLAPが上昇していなければ，安静時の検査では異常値を呈さない．このような症例における拡張能障害の検出には運動負荷心エコーが有用と考えられる．たとえ安静時のE/e′が正常範囲であっても，運動時にTRVが上昇した患者群は死亡または心不全入院が多かったと報告されている[17]．

F HFpEFの治療

　HFrEFと異なり，HFpEFの治療法に関するエビデンスは乏しい．しかし，近年になって前向きランダム化試験の結果が少しずつ明らかになってきた．LVEFにかかわらずすべての心不全症例でSGLT2阻害薬の投与が，また，LVEF 50～60%のHFpEFにおいてRAS阻害薬（ARNI＞ACE-I/ARB）とミネラルコルチコイド受容体拮抗薬が推奨され始めた[5]．HFpEFを管理するうえでの新たなデバイスも注目されている．リードレス植え込み型肺動脈圧持続モニタリングによる血行動態に注視した治療[18]がHFrEFのみならず，HFpEF患者においても心不全入院を有意に低下させ[19]，2022年のACC/AHAガイドラインにおいてclass Ⅱbではあるが推奨されている[19]．また，運動時のLAP上昇を改善する目的のintra atrial shunt device[18]や，交感神経刺激による過剰な循環血漿量増加を防ぐ目的の腹腔交感神経アブレーション[20]など，HFpEFに対する新たなデバイス治療[21]も提言されてきており，今後の治療オプションとして期待されている．

　PV loopと循環平衡理論は，HFpEF患者における個々の血行動態や心力学的変化，心臓リモデリングを理解するうえで大いに役立つ．

文献

1) 日本循環器学会ほか：2021年JCS/JHFSガイドラインフォーカスアップデート版急性・慢性心不全診療．https://www.j-circ.or.jp/cms/wp-content/uploads/2021/03/JCS2021_Tsutsui.pdf（アクセス年月日：2024年11月3日）

2) Shiba N, et al：Trend of westernization of etiology and clinical characteristics of heart failure patients in Japan：first report from the CHART-2 study. *Circ J*. 2011；75：823-33.

3) Hamaguchi S, et al：Characteristics, management, and outcomes for patients during hospitalization due to worsening heart failure：a report from the Japanese Cardiac Registry of Heart Failure in Cardiology（JCARE-CARD）. *J Cardiol*. 2013；62：95-101.

4) Tromp J, et al：Heart failure with preserved ejection fraction in Asia. *Eur J Heart Fail*. 2019；21：23-36.

5) Desai AS, et al：How to manage heart failure with preserved ejection fraction：practical guidance for clinicians. *JACC Heart Fail*. 2023；11：619-36.

6) Borlaug BA, et al：Heart failure with preserved ejection fraction：JACC scientific statement. *J Am Coll Cardiol*. 2023；81：1810-34.

7) Gilbert JC, et al：Determinants of left ventricular filling and of the diastolic pressure-volume relation. *Circ Res*. 1989；64：827-52.

8) Lupón J, et al：Heart failure with preserved ejection fraction infrequently evolves toward a reduced phenotype in long-term survivors：a long-term prospective longitudinal study. *Circ Heart Fail*. 2019；12：e005652.

9) Clarke CL, et al：Natural history of left ventricular ejection fraction in patients with heart failure. *Circ Cardiovasc Qual Outcomes*. 2013；6：680-6.

10) Klotz S, et al：Development of heart failure in chronic hypertensive Dahl rats：focus on heart failure with preserved ejection fraction. *Hypertension*. 2006；47：901-11.

11) Omote K, et al：Left atrial myopathy in heart failure with preserved ejection fraction. *Circ J*. 2023；87：1039-46.

12) Pfeffer MA, et al：Heart failure with preserved ejection fraction in perspective. *Circ Res*. 2019；124：1598-617.

13) Borlaug BA, et al：Impaired chronotropic and vasodilator reserves limit exercise capacity in patients with heart failure and a preserved ejection fraction. *Circulation*. 2006；114：2138-47.

14) Meyer M, et al：Heart rate and heart failure with preserved ejection fraction：time to slow β-blocker use? Circ Heart Fail. 2019；12：e006213.

15) Izumida T, et al：How to estimate the optimal heart rate in patients with heart failure with preserved ejection fraction. *Int Heart J*. 2021；62：816-20.

16) Chung CS, et al：Heart rate is an important consideration for cardiac imaging of diastolic function. *JACC Cardiovasc Imaging*. 2016；9：756-8.

17) Donal E, et al：Value of exercise echocardiography in heart failure with preserved ejection fraction: a substudy from the KaRen study. *Eur Heart J Cardiovasc Imaging*. 2016；17：106-13.

18) Nanayakkara S, et al：Device therapy with interatrial shunt devices for heart failure with preserved ejection fraction. *Heart Fail Rev*. 2023；28：281-6.

臨床に活かす**コツ**

● HFpEFでは左室収縮能は保持されるものの，拡張障害によりSVは低下し，硬くて小さな心臓となっている．

● 高度に拡張性が障害されたHFpEF患者において，運動時は著明な静脈還流の増加がある一方で，交感神経活性による左室後負荷の上昇および頻脈に伴う心房-心室連関障害によりSVは低下する．結果，運動に伴う心拍出量曲線の上昇が正常時と比し軽度に留まるため容易に左室拡張末期圧が上昇しうる（運動耐容能の低下）．

● HFpEFに特徴的な拡張障害は，心エコーではLAP上昇，左室拡張機能不全，二次性肺高血圧，そして左房拡大として捉えることができる．

19) Heidenreich PA, *et al*：2022 AHA/ACC/HFSA Guideline for the Management of Heart Failure：a report of the American College of Cardiology/American Heart Association Joint Committee on Clinical Practice Guidelines. *Circulation*. 2022；145：E895-1032.

20) Fudim M, *et al*：Transvenous right greater splanchnic nerve ablation in heart failure and preserved ejection fraction：first-in-human study. *JACC Heart Fail*. 2022；10：744-52.

21) Salah HM, *et al*：Device therapy for heart failure with preserved ejection fraction. *Cardiol Clin*. 2022；40：507-15.

Ⅱ章　PV loopで診る── PV loopで病気がみえる

02 虚血性心疾患
虚血が引き起こすダイナミックな心機能変化

重要ポイント
- 心筋全体の虚血と局所心筋の虚血では収縮期末エラスタンス（E_{es}）の変化に違いがある.
- 虚血早期は弛緩の速度変化がより明瞭に表れ，心室への血液流入が妨げられる.
- 慢性の虚血性心疾患では，遠心性リモデリングにより E_{es} の低下に加え，拡張末期圧容積関係（EDPVR）が右にシフトし，収縮期圧容積面積（PVA）が増大するため，心筋仕事量が増大する.

　心機能と冠血行動態との関連に関する研究の歴史は古く，1935年にWiggersらによる冠動脈結紮が心筋収縮を低下させたという報告に端を発し，その後に多くの研究者によって冠血流と心機能の関係が検証されている[1].　局所的な冠血流の低下は，局所心機能を低下させ，重症度が進行すると，心拍出量（CO）の低下により最終的に左室全体への虚血へと進展し，最終的に心原性ショック，循環破綻へと至る.　カテーテルによる迅速な冠血行再建や，多様化したショックに対する介入は，心力学的にダイナミックな変化を与えうるため，患者が虚血性心疾患の一連の経過のどの状況にあるかを心力学的に把握することは，患者個別の心予後推定や治療法選択にきわめて有用である.　本項では，虚血の心力学的な影響を踏まえ，急性および慢性性心疾患におけるPV loopの変化について解説する.

A 心筋虚血の収縮性低下への影響

　冠動脈は一定の冠灌流圧の範囲において冠血流量を一定に保つ自動調節能をもち，ヒトでは灌流圧が70〜140 mmHgの間で制御されるといわれている[2].　自動調節能が働く圧を下回ると冠血流は低下し，心機能に影響を及ぼし始める.　冠灌流圧が低下する様式は2種類あり，心筋全体への灌流が低下するglobal ischemiaと，心筋灌流が局所的に低下するregional ischemiaがある.　global ischemiaは，大動脈弁狭窄症やショック状態，低酸素血症など，心臓から全身への酸素供給が低下した際に心筋全体の虚血として起こる.　regional ischemiaは狭心症や心筋梗塞のように，冠動脈局所の疾患によって冠血流が低下する際に起こる.　global ischemiaとregional ischemiaではPV loopに与える影響が異なる[3].
　global ischemiaは冠血流量低下に応じて左室全体の負荷非依存な収縮性を低下させ

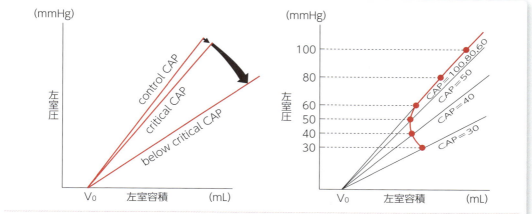

図1 左室全体の虚血時における灌流圧と収縮性の関係
冠灌流圧と左室圧を調節できる実験環境下において，さまざまな冠灌流圧で左室圧を徐々に低下させたときの収縮末期点の変化を示している．V_0と収縮末期点をつないだ直線（ESPVR）の傾き（E_{es}）は冠灌流圧が低下すると低下する．

［文献3）より引用］

ることが知られている．砂川らは，イヌの摘出灌流心の左室圧（LVP）-容積関係をモニタリングしながら，制御した冠灌流圧を徐々に低下させていったとき，ある圧までは収縮期末エラスタンス（E_{es}）は保たれるものの，それ以下の圧では冠灌流圧に依存してE_{es}が低下するという現象を報告している[3]（**図1**）．これは，冠血流の自動調節能の範囲を下回り冠血流量が低下すると，収縮性が低下するということであり，左室収縮能に対する冠灌流圧の臨界点が存在することを示している．また，通常は左室収縮期圧と冠動脈への流入圧は等しくなるが，冠動脈主幹部病変，重症大動脈弁狭窄症などでは，LVPに比して流入圧が低下する．すると，灌流圧が臨界圧以下になる→収縮能が低下する→LVPが低下する→灌流圧が下がるといった負の循環に陥りやすいため，血行動態が破綻しやすい状態といえる．虚血性心疾患によって冠動脈に狭窄が生じると，狭窄部遠位の灌流圧が低下する．低下した圧が自動調節能の範囲内であれば血流量は維持されるが，高度な狭窄，閉塞によって灌流圧が著しく低下した場合は冠血流低下をきたす．安静時では狭窄率85％，最大充血時では30〜40％程度の狭窄で血流量低下をきたすといわれている[4]．局所的な冠血流量低下は，局所心筋の左室壁運動異常をもたらす．

局所的に高度虚血となった左室部位は，等容収縮期において正常部位の張力増強により，収縮ではなく伸展してしまう．結果，1心拍における局所の心室圧－局所長関係曲線は，正常とは逆関係に（1心拍中に時計回転）なり，正常心筋と収縮が同期しなくなり，CO低下の要因となる．この局所壁運動異常は，左室全体にも影響を及ぼす．イヌの摘出灌流心を用いた検証では，冠灌流圧を80 mmHg固定した状態で左室-圧容積曲線を記録し，冠動脈を結紮して局所虚血を誘発すると，心室圧が高い間はE_{es}が大きく変化せず，V_0のみを右方に移動させることが報告されている（**図2**）[5]．また，global ischemiaと同様，LVPが臨界圧を下回ると，虚血の程度に相関してE_{es}が低下する．

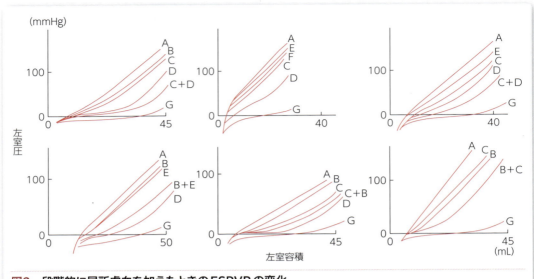

図2 段階的に局所虚血を加えたときのESPVRの変化
6頭のイヌにおいてA〜Fのように冠動脈を結紮した際のESPVR．左室圧が高い範囲ではESPVRの傾きは変化せず右へシフトしている一方，左室圧が低い範囲では傾き自体が低下している．

[文献5）をもとに作成]

砂川らはこの現象を心臓を正常部位と虚血部位に分けてそれぞれに時変エラスタンスモデルを当てはめることで説明している[5]．

B 心筋虚血の弛緩性および拡張性への影響

虚血は心臓の拡張性にも影響する．虚血心筋では拡張期早期の弛緩期に，弛緩速度が遅れ，LVP下行脚の時定数（τ）が低下することが知られている．局所虚血による弛緩速度の低下は，正常部位との速度の違いから非同期性弛緩をきたす．PCIの効果において，EFでは大きく改善を認めずとも，弛緩の非同期性は改善したと報告があるように[6]，一般的に弛緩性の低下は収縮性の低下よりも鋭敏であるとされている．

I章で解説したとおり，拡張性は拡張末期圧容積関係（EDPVR）の勾配で表され，虚血の程度で変化が異なる．Igorらは，イヌを用いて冠灌流圧を調節し，global ischemiaを作成した実験において虚血の程度を強めていくと，収縮性が低下して1心拍における外的仕事量（SW）は低下したが，EDPVRは大きく変化しなかったと報告している[7]．またKassらは，PCIの最中にコンダクタンスカテーテルを用いてPV loopを描き，冠動脈をバルーン閉塞させている最中に前負荷を軽減させて急性局所虚血によるEDPVRの変化を観察し，バルーン閉塞によりτの低下は認めつつもEDPVRの勾配は大きく変化しなかったと報告している[8]．これらの報告のとおり，**冠動脈が閉塞するほど高度の虚血の状態では，EDPVRの勾配は大きく変化しない**とも捉えられるが，Paulusらは，**局所虚血の程度が軽度で収縮性が保たれている状況ではEDPVRの勾配が急になり，曲線が上方にシフトする**ことを報告している[9]．

C 急性虚血によるPV loopの変化

筆者らは，開胸麻酔下イヌの実験において，超音波クリスタルによる左室容積測定，圧カテーテルによるLVP測定を行いながら，左冠動脈を枝ごとに徐々に結紮していった際のPV loopを記録した．前下行枝近位部を結紮しただけでは，収縮末期圧は保たれ，拡張末期圧が軽度に上昇，PV loopは右にシフトした（図3a）．急性のregional ischemiaでは，E_{es}自体の低下は軽度でも，収縮末期圧容積関係（ESPVR）自体が右方に移動し，一方EDPVRの勾配は下がりやや右にシフトし，V_0の右方移動により一回拍出量（SV）は低下ひいてはCO低下をきたすため，拡張末期圧が上昇したと考えられる．さらに，回旋枝近位部にも虚血を加えると，収縮性が急激に低下し，PV loopは右にシフトした（図3a）．前下行枝と回旋枝の高度虚血により，global ischemiaとなったため，E_{es}が著明に低下し，PV loopはさらに右へシフト，血圧に相当する収縮末期圧が急激に低下したと考えられる．その状態で時間をおくと，PV loopはさらに右へシフトし，拡張末期圧は上昇，SVはほとんどない状態となった．心停止レベルにまで心機能が低下すると，全体虚血による収縮性の低下に加え，時間経過とともに虚血性拘縮（ischemic contracture）によりEDPVRが急激に上方へ偏移，PV loop自体が上にシフトする（図3a）．

また，1枝虚血の状態でもCO低下は起こるため，その程度が著しいと血圧低下，心原性ショックの状態となり，その結果global ischemiaになりうる．Admirらによる補

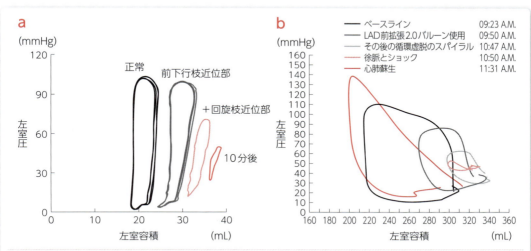

図3 急性虚血によるPV loopの変化
a：筆者らの検証において正常イヌに段階的左室虚血を加えた際のPV loop．前下行枝の虚血ではSVは低下し，拡張末期圧は上昇するものの，左室収縮末期圧は保たれている．回旋枝の虚血を加え全体的に虚血にすることでglobal ischemiaとなり，急激に収縮末期圧が低下し，ループは右にシフトしている．循環破綻時には収縮末期圧が著明に低下，拡張末期圧が上昇している．
b：臨床での前下行枝へのPCI最中のPV loopの変化．前下行枝へのballooningのみにもかかわらず，図aと酷似したglobal ischemiaのループとなり，心原性ショック，循環破綻のループとなっている．

[b：文献10)より引用]

助デバイスを用いたハイリスクPCI中のPV loopの報告では，前下行枝へのバルーニングのみでもglobal ischemiaをきたし，最終的な血行動態破綻までの変化が実験で得られた結果と類似していた[10]（図3b）．

D 慢性虚血性心疾患のPV loopの変化

　虚血性心疾患はEFが低下する最も多い原因の一つである．虚血性心疾患の慢性期におけるPV loopは，1枝の狭心症による虚血発作，急性心筋梗塞後に安定化した慢性期，多枝病変などで全体的に虚血が進行した慢性期とで異なりうる．

　1枝の急性心筋梗塞は，収縮性に関してregional ischemiaの状態で慢性化すると考えられる．部分的な収縮性の変化であるため，E_{es}自体は低下せずとも，V_0の右方移動によりSVが低下した状態となる．発症前と同じSVを出すために心臓は拡大し，PV loopは右に移動し，拡張末期容積は増大する（図4a）．したがって，SV/拡張末期容積で規定されるEFは低下する．

　一方，多枝病変などで全体的に慢性的に虚血が進行した場合は，global ischemiaの状態を呈し，E_{es}が低下してSVの低下をきたす．同様にglobal ischemiaをきたす代表的疾患である拡張型心筋症のPV loopを図4bに示す．regional ischemiaの慢性期と同様に心拡大に伴い拡張末期容積は増大し，EFが低下する．

　いずれの変化も，PV loopが右方移動することによりPV areaが増大する．発症前と

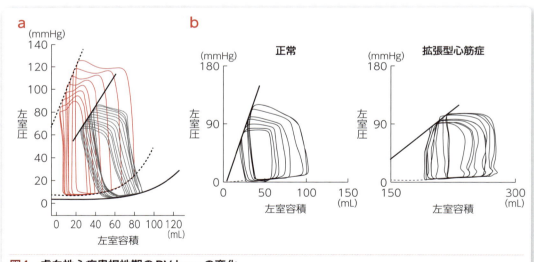

図4　虚血性心疾患慢性期のPV loopの変化
a：ブタにおける1枝の急性心筋梗塞モデルでのベースライン（赤）と8週間後（灰）のPV loop．E_{es}の低下は軽度であるが，EDPVRが右にシフトしている．
b：ヒトにおける健常者と拡張型心筋症におけるPV loopの違い．E_{es}は著明に低下し，左室容積も大きく，ループは右に大きくシフトしている．
[a：van Hout GP, et al.：*Exp Physiol*. 2013;98:1565-75をもとに作成，b：Pak PH, et al：*Circulation*. 1996;94:52-60をもとに作成]

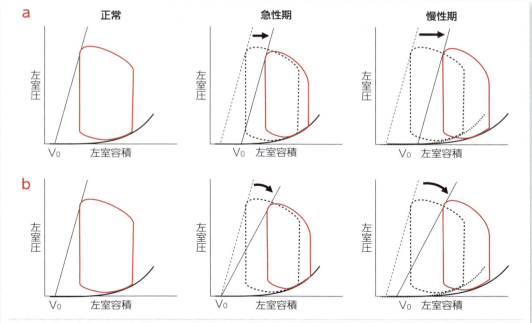

図5 心筋梗塞急性期と慢性期における心機能の変化
a：一枝の急性心筋梗塞後のPV loopの経過．発症後超急性期はE_{es}の低下は軽度であるがV_0が右に移動する変化が起こる．慢性期にはSVを保つようEDPVRが右にシフトし，PVAが増大する．
b：左冠動脈主幹部による全体虚血でのPV loopの経過．発症後超急性期からE_{es}が低下し，SVが低下する．慢性期には代償機構としてEDPVRが右にシフトし，PVAが増大する．

SVが同じであっても，心筋仕事量が大きく増大している状態となる．

全体虚血は冠灌流圧低下によってE_{es}が低下し，場合によっては心原性ショックに至る．急性の局所虚血では，E_{es}の低下よりもV_0の移動や拡張性の低下によりSV，COが低下する．PV loopは右にシフトし，PVAが大きくなるため，左室仕事量の増加が増加し，血圧低下と需要の増加から全体虚血につながる場合もある．また，心筋梗塞であれば虚血部位や虚血からの時間経過によってもPV loopは異なる変化を示す（**図5**）．**臨床的には，全体虚血に陥る前から心臓・循環の各種機能低下を察知し，悪循環に陥らないようにすることが重要である．**

文献

1) Vatner SF：Correlation between acute reductions in myocardial blood flow and function in conscious dogs. *Circ Res*. 1980;47:201-7.
2) Mosher P, et al：Control of coronary blood flow by an autoregulatory mechanism. *Circ Res*. 1964;14:250-9.
3) Sunagawa K, et al：Effects of coronary arterial pressure on left ventricular end-systolic pressure-volume relation of isolated canine heart. *Circ Res*. 1982;50:727-34.
4) Johnson NP, et al：Autoregulation of coronary blood supply in response to demand：JACC review topic of the week. *J Am Coll Cardiol*. 2021;77:2335-45.
5) Sunagawa K, et al：Effect of regional ischemia on the left ventricular end-systolic pressure-

volume relationship of isolated canine hearts. *Circ Res.* 1983;52:170-8.

6) Bonow RO, *et al*：Asynchronous left ventricular regional function and impaired global diastolic filling in patients with coronary artery disease：reversal after coronary angioplasty. *Circulation.* 1985;71:297-307.

7) Palacios I, *et al*：Left ventricular end-diastolic pressure-volume relationships with experimental acute global ischemia. *Circulation.* 1976;53:428-36.

8) Kass DA, *et al*：Influence of coronary occlusion during PTCA on end-systolic and end-diastolic pressure-volume relations in humans. *Circulation.* 1990;81:447-60.

9) Paulus WJ：Upward shift and outward bulge：divergent myocardial effects of pacing angina and brief coronary occlusion. *Circulation.* 1990;81:1436-9.

10) Dedic A, *et al*：Pressure-volume loop analysis in percutaneous coronary intervention-induced shock. *JACC Case Rep.* 2020;2：1882-3.

臨床に活かす **コツ**

- 虚血に鋭敏な心機能指標は弛緩速度の低下である．
- 全体虚血ではE_{es}の低下によりCOが低下する．
- 虚血による心機能低下はさらなる冠灌流の低下を招く悪循環により，心原性ショック，最終的には心停止に陥るリスクがある．
- 慢性虚血では，左室容積を増大させてSVを担保する一方，左室仕事量は増大し，非効率なエネルギー消費により循環を保っている．

Ⅱ章　PV loopで診る──PV loopで病気がみえる

03

弁膜症
弁膜症はなぜ心臓にわるいのか？

重要ポイント
- 大動脈弁狭窄症（AS）のPV loopは駆出期の左室圧（LVP）が著明に上昇し，縦方向に高くなる．
- 大動脈弁閉鎖不全症（AR）のPV loopは等容性収縮期・等容性拡張期が消失し，右に傾いた形状となる．
- 僧帽弁閉鎖不全症（MR）のPV loopは逆流により収縮早期から大動脈弁閉鎖時まで左室容積が低下し続けるため，台形に近い形状を示す．

　弁膜症は本邦の心不全の原因疾患のなかでも虚血に次いで多く，高齢社会に伴い増加の一途をたどっている．大動脈弁狭窄症（AS）と僧帽弁閉鎖不全症（MR）はそのなかでも二大疾患であるが，カテーテル治療が可能になった現代において，さまざまな重症度に合わせた治療オプションが存在する疾患群となった．PV loopや循環動態的知識でそれぞれの弁膜症の特徴を掴むことは，弁膜症が心臓にどの程度の負荷をかけているかを可視化でき，適切な介入を行うための手がかりとなる．本項では，各弁膜症における病態や治療効果をPV loopで考えてみたい．

A　大動脈弁狭窄症（AS）のPV loop

　ASでは，石灰化に伴う有効弁口面積（EOA）の縮小に伴い，駆出期の左室圧（LVP）と大動脈圧に圧較差を生じ，駆出期のLVPが著明に上昇する．この現象をPV loopで表すと縦方向の増大となる．その結果，一回拍出量（SV）に対して左室の仕事量が不適切に大きくなる．心室におけるピーク縮期圧収縮末期の容積・圧はあまり変化しないことも特徴である．そもそも，E_aは総血管抵抗と心拍数（HR）の積で決定される．大動脈位における狭窄は心室圧を大きく上げてしまう一方，総血管抵抗はほぼ末梢血管抵抗によって規定されるため，大動脈弁位での抵抗値が上がった程度では，E_aが傾き，SVが低下するほどにはならない[1]．**図1**に大動脈弁抵抗だけを変化させた場合のシミュレーションを示す．中等度レベルのASであれば，SVは大きく変化せず，重症化すると徐々にSVが低下する様子がわかる．

　ASが進行し，かつ長期化すると，左室の縮小と相対的な壁厚の増大を伴う求心性リモデリングが進み，拡張能が増悪する．ASは後負荷を増大させる他の要因（動脈硬化，糖尿病，高血圧，高齢など）をしばしば合併し，リモデリングを加速させる．当初は心機能が保たれた正常流量/高圧較差AS（normal-flow high-gradient AS：NFHG

03 ｜ 弁膜症　**087**

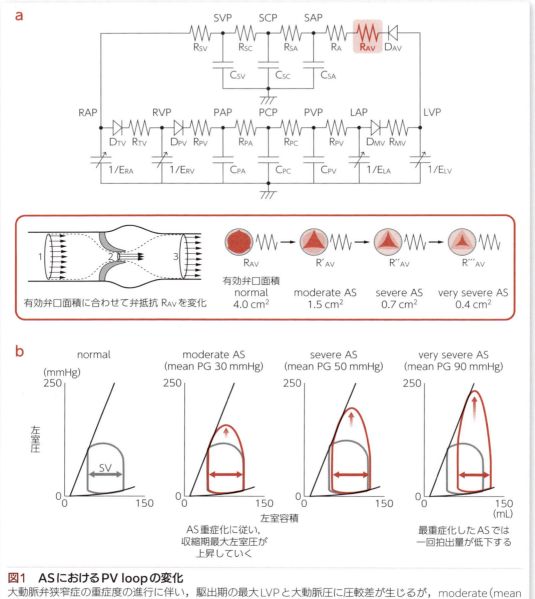

図1 ASにおけるPV loopの変化
大動脈弁狭窄症の重症度の進行に伴い，駆出期の最大LVPと大動脈圧に圧較差が生じるが，moderate（mean PG 30 mmHg）からsevere（mean PG 60 mmHg）ではPV loopは縦方向に増大（赤矢印）するが，SVの低下は軽度に留まる．very severe AS（mean PG 90 mmHg）では前述の変化に加えSVが低下する．

AS）で，高圧較差により心負荷および心仕事量の増加を認めるが代償としてE_{es}の上昇によりSVは比較的保たれる（図2a）．しかし，時間経過とともに徐々に代償機構が破綻し，SVは低下する[2]．心収縮低下により大動脈弁を通る流量が少ないにもかかわらず，大動脈弁面積（AVA）の狭小化により圧較差が高いASを低流量/高圧較差AS（low-flow high-gradient AS：LFHG AS）といい，PV loopではリモデリングによるEDPVRの上昇によるLVEDVの低下と，SVのさらなる低下をきたす（図2b）．さらに心収縮の

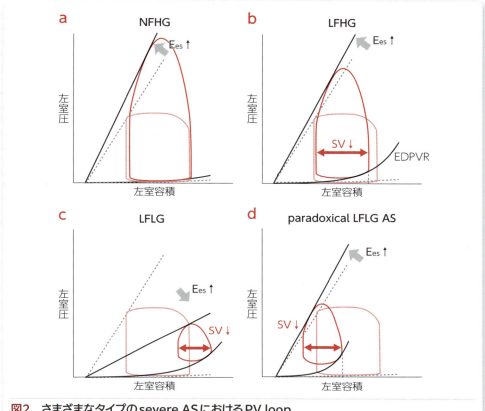

図2　さまざまなタイプのsevere ASにおけるPV loop
a：NFHG AS E_{es}の上昇（灰色矢印）によりSVは比較的保たれる．
b：low-flow high-gradient AS（LFHG AS）．リモデリングによりLVEDVが低下し，E_aが上昇する（灰色矢印）．
c：low-flow low-gradient AS（LFLG AS）．E_{es}の低下，E_aの上昇とLVESVの上昇により右下にシフトする（灰色矢印）．
d：paradoxical LFLG AS．E_{es}の上昇，E_aの上昇およびLVEDVの減少とSV低下がみられる（灰色矢印）．

低下の結果SVが低下することで圧較差が低下したASを低流量/低圧較差AS（low-flow low-gradient AS：LFLG AS）といい，PV loopではE_{es}の低下に加え，LVEDVのさらなる上昇により右下にシフトする（図2c）[3,4]．これらは長年の高圧較差にさらされた結果と考えられていたが，左室重量が変化せず相対的壁厚が増加するといった独特のリモデリングパターンを示すことが最近判明してきており[5]，いわゆるASの"なれの果て"の病態ではないとも考えられている．LFLG ASだが心収縮能が保たれている場合は一見矛盾した特徴をもつためparadoxical LFLG ASと呼ばれており，PV loopではE_{es}の上昇とEDPVRが急峻化した（拡張機能障害）結果SVが低下する（図2d）[4]．このタイプのASは正しい診断が臨床的に困難で，病態生理も完全には解明されていない[6]が，この血行動態的特徴はHFpEF患者での血行動態に類似していることは非常に興味深い[7]．

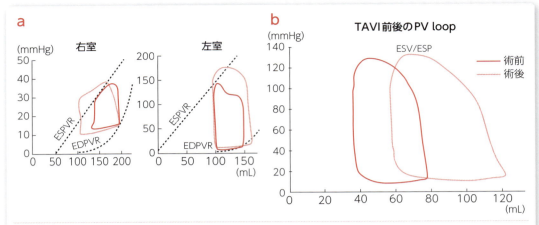

図3 TAVIによるPV loopの変化
a：ヒトにおけるTAVI前後のPV loop．TAVI術直後には血行動態の改善をもたらし，E_{es}が増加する場合もある．
b：TAVI直後のPV loopの変化．術直後にE_{es}が低下し，PV loopが大きく右シフトした症例．弁の展開やrapid pacingに伴う一過性の心筋麻痺による影響が考えられる．
[a：Bastos MB, et al：*J Am Coll Cardiol Intv.* 2019；12：684-6 より引用，b：Seppelt PC, et al：*Cardiovasc Interv Ther.* 2022；37：191-201 より引用]

B TAVR/SAVRのPV loop

近年，ASに対しての経カテーテル大動脈弁植え込み術（TAVR）が短期から中期において外科的大動脈弁置換術（SAVR）と比較して良好な成績を収めており，その適応が拡充してきている．

TAVRによる大動脈弁の開放は心室−大動脈間圧較差を減少し，後負荷低下による心仕事量の低下をもたらす．PV loop上の変化として駆出期の左室内圧の減少によりPVAおよびSWは減少し，心筋酸素需給バランスの改善が期待できる．

TAVRは早期には血行動態の改善をもたらし，E_{es}が増加する例も報告されている（図3a）[8]．一方で，長期的には心筋線維化の程度に依存するが，リバースリモデリングにより左室壁厚が減少し，比較的時間をかけて（6〜18ヵ月間），拡張性も改善していくことが報告されている[9,10]．

術中注意すべき点として，弁の展開やrapid pacingに伴う一過性の心筋麻痺はとくに重症ASにおいては血行動態破綻につながるために注意が必要である．Philippらは，術直後にPV loopが大きく右シフトした症例を報告しており[11]（図3b），E_{es}の低下が明確である．

C 大動脈弁閉鎖不全症（AR）のPV loop

大動脈弁閉鎖不全症（AR）では，拡張期早期から駆出直前まで逆流が起こるため，PV loopの左下の線（拡張期）および右下の線（収縮早期）が右に傾く．また，逆流によ

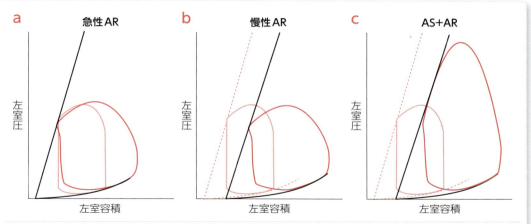

図4 ARのPV loopの変化
a：急性MR．ARのPV loopでは拡張期早期から駆出直前までの逆流を反映してPV loopの左下の線および右下の線が右に傾く．逆流により前方駆出量は低下するため，COは低下しEDVが増加しPV loopは右にシフトする．
b：慢性AR．AR進行に伴い代償性変化により左室は著しく拡張し，EDVの増加が顕著であり，PV loopは右に大きくシフトする．容積過負荷と遠心性リモデリング進行は心収縮能も低下させるため，E_{es}が減少する．
c：ASR．ARとASの両方の特徴を示し，右に傾きかつ縦方向に拡大する．

り前方駆出量は低下するため，心拍出量（CO）は低下し，結果としてEDVが増加しPV loopは右にシフトする（図4a）．

　急性ARではCOを維持するためにLVEDP/EDVは高くなり，交感神経緊張の亢進に依存して収縮末期圧容積関係（ESPVR）が急峻になる．一方，慢性ARでは初期段階からEDVの増加が顕著で，これはESV増加とも関連し，EFは当初正常範囲に保たれる．慢性ARが進行すると左室は著しく拡張し，壁張力が増加しPV loop自体が右に大きくシフトする（図4b）．この容量過負荷と遠心性リモデリング進行は心収縮能も低下させるため，E_{es}が減少し，結果としてCOが低下して心不全症状が顕在化する．また，しばしばARにはASが合併することがあり，その際のPV loopはARとASの両方の特徴を示し，右に傾きかつ縦方向に拡大する（図4c）．

ARに対する手術介入ではLVEDVは低下し，PV loopの幅が縮小する． また，EDV低下に伴い逆リモデリングが起こり，左室の収縮能が改善しESPVRは増加する[12]．急性ARでは慢性ARに比べてLVEDVがより減少するが，急激な心力学的な変化が起こるため，慢性ARに対するAVRより一時的な心機能の不安定さが起こる可能性に留意する[13]．

D 僧帽弁狭窄症（MS）のPV loop

　僧帽弁狭窄症（MS）では，初期は左房から左室への血液流入が制限され，LVEDV・EDPが減少する．心室に圧負荷がかかっているわけではないが，適切な容量負荷がか

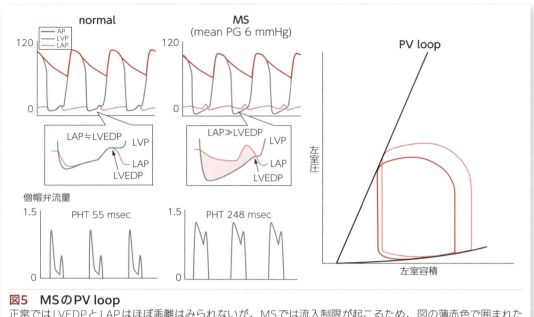

図5　MSのPV loop
正常ではLVEDPとLAPはほぼ乖離はみられないが，MSでは流入制限が起こるため，図の薄赤色で囲まれた部分で示されるLVEDPと乖離したLAPの上昇が特徴である．PV loopは左下にシフトするがLAPは高い．

からないことは心室径の不適切な縮小につながるため，心機能としては拡張機能障害として現れる．僧帽弁からの流出制限による左房負荷が心力学的異常の根本であるため，LVEDPと乖離した左房圧（LAP）上昇および肺うっ血の出現がMSの特徴である．そのため，**PV loopは左下にシフトするがLAPは高いことに注意すべきである**（図5）．

また，MSでは左室の充満パターンが通常と異なり，左室への血液流入が著しく制限されるため，本来心房と心室の圧力が均等になり緩やかに血流が流れるはずの拡張中期が消失する．この現象はHRが増加すると顕著となり，容易にCOの低下やLAPのさらなる上昇を引き起こし，心不全に至る．**僧帽弁置換術（mitral valve replacement）や僧帽弁形成術（mitral valve plasty）といった僧帽弁に介入する治療は，もともと拡張機能障害も有している場合は僧帽弁の開放により急速な容量負荷となることに留意すべきである．**

MEMO　Lutembacher症候群

MSはLAPの上昇に加え，前述した左室充満パターンの変化により容易に血行動態が破綻してしまうため，臨床においては管理が難しい疾患である．MSにASDが合併したLutembacher症候群をご存知だろうか．Lutembacherらによって報告された非常に稀な疾患であるが[14]，病態生理については多くの報告があり，MSによる左房圧の上昇がASDを通しての左右シャントによって減圧されることで互いの血行動態を修飾するため，MS単独患者に比べ自覚症状が軽度で予後が良好であることが知

られている．これらはASD径，MSの程度，右心機能によって規定されるが，この知見をもとに，人工的に左房と右房の間にシャントをつくることによって，上昇したLAPを低下させるデバイスIASD®が開発された．このデバイスは，運動負荷時の心房内圧の上昇が運動耐容能とQOLを低下させるといわれるHFpEFの病態に対して有効な治療と考えられた．第Ⅲ相試験であるREDUCE LAP-HF Ⅱ trialが行われ，心不全イベントに対して有効性・安全性に有意なアウトカムは示せなかったが[15]，サブ解析により運動時の肺血管抵抗が上昇しない群では有効であるとの報告もあり[16]，今後の患者選択の最適化や，薬物治療の選択の調整に関する検討が期待される．

E 僧帽弁閉鎖不全症（MR）のPV loop

MRのPV loopは逆流により形状は横に広がり，E_aは実効的に低下し，EDVは増加することに特徴づけられる． 逆流により収縮早期から大動脈弁が閉鎖した後のLVPがLAPを下回るまで左室容積が低下し続けるため，ループは台形に近い形状を示す[17]（**図6a**）．MRでは左室は大動脈圧だけでなく低圧系の左房にも血液を駆出するため，正味の後負荷（E_a total：赤点線）はMRがない場合の大動脈に対する後負荷（E_a aorta：緑点線）と比較して低くなる．このときMR併存下においてもE_a aortaの大きさは不変のため，前方駆出はE_a aortaとESPとの交点までにより表される．正味の後負荷低下により全拍出量は増加するが，前方駆出量は低下する（赤両矢印）．前方駆出量の低下により心拍出量曲線（CO curve）は下方に変位し，静脈還流曲線との交点である動作点が右下に移動するためEDVは上昇する（**図6b**）．ウシを用いた急性重症MRモデル（平均逆流率65％）において，上述の機序により見た目のSVは増加するが前方拍出量および血圧は有意に低下し，EDVおよびLAPは著明に増加することが示されている（EDV：65→93 mL，LAP：9→17 mmHg）[8]．

慢性MRでは時間経過とともに心室リモデリングによる心拡大を誘発することが知られている．心拡大によりESPVR，拡張末期圧容積関係（EDPVR）は右方に変位し，同じ拡張末期容積に対する拡張末期圧が低下するため，急性MRと異なり慢性MR初期ではLAP上昇は起こりにくい（**図6c**）．しかし，さらに心拡大が進行すると，心機能低下に伴いCOは低下し，LAPが上昇し非代償性心不全となる[19]（**図6d**）．慢性MR患者ではMRによる左室後負荷の低下および心室リモデリングにより長期間にわたりLVEFが保たれる．長期間のMR患者に対するPV loop解析では正常LVEFにおいてもE_{es}が低下しており，さらに術前に収縮予備能が低下している症例は僧帽弁修復術後に左室機能障害をきたすことが報告されている[20,21]．

重症MRに対しては外科的な僧帽弁形成術や置換術が行われ，近年ではより低侵襲であるMitraClip®を用いた経皮的僧帽弁形成術（PMVR）の施行件数が増加している．**PMVR術前後のPV loop解析では，術前にEFが保たれている場合（≧40％），左室後負荷の上昇とLVEFの低下を認めたが，ESPVRは変化せずCOの増加および肺動脈楔**

03 | 弁膜症　093

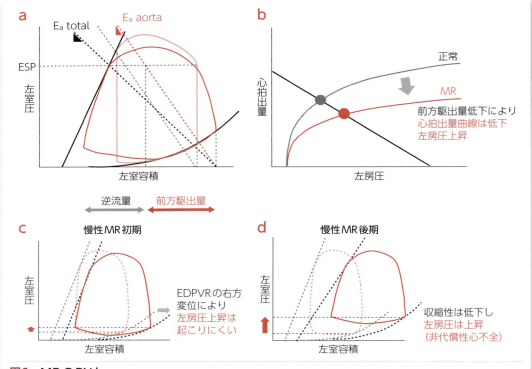

図6　MRのPV loop
a：MRのPV loopの特徴．逆流により収縮早期から大動脈弁が閉鎖した後まで左室容積が低下し続け，ループは台形に近くなる．正味の後負荷（E_a total：赤点線）は正常時の大動脈に対する後負荷（E_a aorta：緑点線）と比較して低くなる．正味の後負荷低下により全拍出量は増加するが，前方駆出量は低下する（赤両矢印）．
b：前方駆出量の低下により心拍出量曲線は下方に変位し，静脈還流曲線との交点である動作点が右下に移動するためEDVは上昇する．
c：慢性AR前期．心拡大によりESPVR，EDPVRは右方に変位し，拡張末期容積に対する拡張末期圧が低下する．
d：慢性AR後期．心拡大が進行し，心機能低下に伴いCOは低下し，LAPが上昇する．

入圧の低下を認めた．また，フォローアップにおいてESPVRおよびEDPVRの左方変位を認めリバースリモデリングによる心機能改善が示唆された[21]．**MR治療後のEF低下は後負荷上昇を反映しているものであり，収縮性の低下を示唆するものではない**ことに留意するべきである．

弁膜症ごとにそれぞれの心力学的な特徴があり，PV loopにより視覚的に理解することができる．それぞれの弁膜症の代表的なPV loopを図7に示すので，理解の一助にしていただきたい．

文献

1) Kennedy JW, et al：Quantitative angiocardiography：3. relationships of left ventricular pressure, volume, and mass in aortic valve disease. *Circulation*. 1968；38：838-45.
2) Saikrishnan N, et al：Accurate assessment of aortic stenosis：a review of diagnostic modalities and hemodynamics. *Circulation*. 2014；129：244-53.
3) Clavel MA, et al：Low-gradient aortic stenosis. *Eur Heart J*. 2016；37：2645-57.

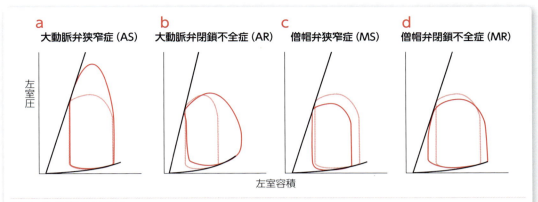

図7 各弁膜症のPV loop
a：大動脈弁狭窄症（AS）．駆出期のLVP上昇により縦方向に増大する．
b：大動脈弁閉鎖不全症（AR）．逆流により拡張期と収縮早期が右に傾き，EDVの増加により右にシフトする．
c：僧帽弁狭窄症（MS）．左房から左室への流入が制限されるため，LVEDV/EDPが減少する．
d：僧帽弁閉鎖不全症（MR）．逆流により収縮早期から大動脈閉鎖時まで左室容積が低下し，台形に近くなる．

4) Gotzmann M, et al：Hemodynamics of paradoxical severe aortic stenosis：insight from a pressure-volume loop analysis. Clin Res Cardiol. 2019；108：931-9.
5) Pislaru SV, et al：The spectrum of low-output low-gradient aortic stenosis with normal ejection fraction. Heart. 2016；102：665-71.
6) Chin CWL, et al：Paradoxical low-gradient aortic stenosis：the HFpEF of aortic stenosis. J Am Coll Cardiol. 2016；67：2447-8.
7) Borlaug BA, et al：Heart failure with preserved ejection fraction：pathophysiology, diagnosis, and treatment. Eur Heart J. 2011；32：670-9.
8) Bastos MB, et al：Hemodynamic effects of transcatheter aortic valve replacement for moderate aortic stenosis with reduced left ventricular ejection fraction. J Am Coll Cardiol Intv. 2019；12：684-6.
9) Asami M, et al：The impact of left ventricular diastolic dysfunction on clinical outcomes after transcatheter aortic valve replacement. JACC Cardiovasc Interv. 2018；11：593-601.
10) Abbas AE, et al：Hemodynamic principles of prosthetic aortic valve evaluation in the transcatheter aortic valve replacement era. Echocardiography. 2020；37：738-57.
11) Seppelt PC, et al：Early hemodynamic changes after transcatheter aortic valve implantation in patients with severe aortic stenosis measured by invasive pressure volume loop analysis. Cardiovasc Interv Ther. 2022；37：191-201.
12) Bastos MB, et al：Invasive left ventricle pressure-volume analysis：overview and practical clinical implications. Eur Heart J. 2020；41：1286-97.
13) Regeer MV, et al：Left ventricular reverse remodeling after aortic valve surgery for acute versus chronic aortic regurgitation. Echocardiography. 2016；33：1458-64.
14) Lutembacher R：De la sténose mitrale avec communication interauriculaire. Arch Mal Coeur. 1916；9：237-60.
15) Shah SJ, et al：Atrial shunt device for heart failure with preserved and mildly reduced ejection fraction（REDUCE LAP-HF II）：a randomized, multicentre, blinded, sham-controlled trial. Lancet. 2022；399：1130-40.
16) Borlaug BA, et al：Latent pulmonary vascular disease may alter the response to therapeutic atrial shunt device in heart failure. Circulation. 2022；145：1592-604.
17) Bastos MB, et al：Invasive left ventricle pressure-volume analysis：overview and practical clinical implications. Eur Heart J. 2020；41：1286-97.
18) Dekker AL, et al：Intra-aortic balloon pumping in acute mitral regurgitation reduces aortic impedance and regurgitant fraction. Shock. 2003；19：334-8.
19) Gaasch WH, et al：Left ventricular response to mitral regurgitation：implications for management. Circulation. 2008；118：2298-303.

20) Starling MR, et al：Impaired left ventricular contractile function in patients with long-term mitral regurgitation and normal ejection fraction. *J Am Coll Cardiol.* 1993；22：239-50.
21) Leung DY, et al：Latent left ventricular dysfunction in patients with mitral regurgitation：feasibility of measuring diminished contractile reserve from a simplified model of noninvasively derived left ventricular pressure-volume loops. *Am Heart J.* 1999；137：427-34.
22) Gaemperli O, et al：Real-time left ventricular pressure-volume loops during percutaneous mitral valve repair with the MitraClip system. *Circulation.* 2013；127：1018-27.

> ### 臨床に活かす**コツ**
>
> - PV loopを理解することで弁膜症がどのように心臓に負荷をかけているかを理解することができる.
> - ASでは後負荷増大により心臓の仕事量が不適切に増加している病態であるが，重症ASではいくつかのサブタイプがあることが指摘されており，これらを意識することでAS解除によるPV loop縮小の利点がその患者の血行動態を改善させるのかを考慮する材料になる.
> - MRでは後負荷減少のためEFは保たれてみえるが，前方駆出量は低下しており，治療によるEF低下は後負荷上昇を反映している.

II章 PV loopで診る――PV loopで病気がみえる

04 機械的補助循環
循環維持と酸素消費マネジメント

> **重要ポイント**
> - 機械的循環補助（MCS）デバイスは心臓に対する圧力と流量を操り，操られる．
> - MCS管理期において心臓を休めているかは，設定や状況次第である．
> - 循環の補助とは，全身への総血流と適正な平均血圧の維持である．

　本項のテーマである機械的補助循環は，心原性ショックにより血液循環が維持できなくなった状態を機械的な手段によって循環状態を補助する手段のことである．不全心の負荷を軽減する，全身循環の維持を図ることのイメージにPV loopの理解は有用であり，各種装置の理解と問題点を視覚化することができる．

　心原性ショックになると，収縮末期圧容積関係（ESPVR）の傾きである収縮期末エラスタンス（E_{es}）が低下し，PV loopは正常状態から右下方に移動する（図1）．これにより血圧の低下，左室拡張末期容積（EDV），および左室拡張末期圧（EDP）の増加，一回拍出量（SV）の減少を認める．また，PV loopによって囲まれた面積（灰色の部分）は外的仕事（SW）を示し，その原点側に位置するESPVRと拡張末期圧容積関係（EDPVR）に挟まれた部分の面積（薄赤色の部分）は位置エネルギーを意味するポテンシャルエネルギー（PE）を示す．これらSWとPEを合わせた面積を収縮期圧容積面積（PVA）といい，心筋酸素消費量（MVO_2）と相関することが知られている（詳細は「III章-4．心臓エナジェ

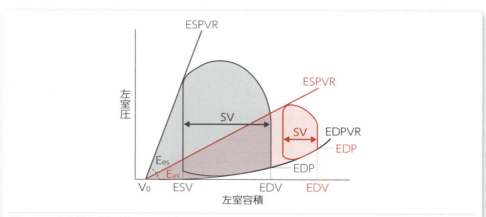

図1　正常状態と心原性ショック時のPV loopの比較とPVAの成り立ち
心原性ショック時にはE_{es}が低下することでSVは著明に低下するとともにEDPは上昇を認める．ESPVRとEDPVR，そして収縮期圧容積軌跡で囲まれた面積（薄赤色および灰色の面積）を収縮期圧容積面積（PVA）と呼び，その面積は心室の酸素消費量（MVO_2）ときわめて高い線形相関関係であることが知られている．

04｜機械的補助循環　097

ティクス」参照）.

　PV loopを通して心機能をイメージすることで，機械的循環補助（MCS）デバイスの力学的作用に伴い，血圧，SV，EDPの変化のみならず，PVAを通じたMVO$_2$の変化を視覚化でき，それぞれのMCSのメリット・デメリットを理解することが可能となる．本項では，心原性ショックの状態から，大動脈内バルーンパンピング（IABP），体外式膜型人工肺（V-A ECMO），補助循環用ポンプカテーテル（Impella®），ECPELLA（V-A ECMOとImpella®の併用），補助人工心臓（VAD）を用いた循環補助の力学的作用（PV loopの変化）を概説し，PVAの観点から，MCSの効果と実臨床を想定したシチュエーション別に考察してみたい．

A 各MCS留置とPV loop

1 PV loopで描かれるIABP

　IABPの効果はsystolic unloadingとdiastolic augmentationとして知られている．**systolic unloadingによるvacuum effect（真空効果）により，大動脈近位部の血管容積が減少し，血管特性が変わらないにもかかわらず，収縮期血圧を減少させる．後負荷の低下はSVを増加させ，その結果EDPも減少する**（**図2a**）．また，diastolic augmentationにより拡張期血圧を上昇させ，拡張期の冠灌流圧を上昇させる．IABPは圧補助であり，その効果は自己心に依存する．経皮的冠動脈インターベンション（PCI）による血行再建を受けた心原性ショック患者を対象にIABPと薬物治療（no IABP）の血行動態の効果を検討したIABP shock trial[1]では，IABP群で有意な肺動脈楔入圧（PAWP）の低下を認めるも，心係数に関しては2群間で差は認めなかった．その後，患者数を大幅に増やしたIABP-SHOCK II trial[2]においても心原性ショックの予後の改善を示せず，各ガイドラインではルーチンでの使用は推奨度クラスⅢにdowngradeされている．

2 PV loopで描かれるImpella®

　Impella®は，小型軸流式ポンプがカテーテルに内包されたデバイスであり，カテーテルの先端を左室内に留置し，吸入口から血液を吸い込み，上行大動脈へ順行性に送血することにより循環補助を行っている．左室の一部を補助し，まだ脈圧が残っている状況を部分的補助（partial support）といい，拡張期にImpella®が脱血するためEDVが減少し，その結果SVが低下する．総血流のすべてをImpella®により行い，自己拍出が完全にない状態を完全補助（total support）といい，大動脈弁を開放させるだけのSVが出せない状況がtotal supportになる．

　PV loopの特徴として，全心周期においてImpella®により左室脱血を行うので，本来PV loopにおいて垂直成分である等容性収縮期，等張性拡張期にも左室容積が減少するため，丸みを帯びた三角形に近い形となる（**図2b, c**）．そして，Impella® CPによるpartial supportでは，EDP，EDVの減少が認められるが，loopの頂点が収縮期血

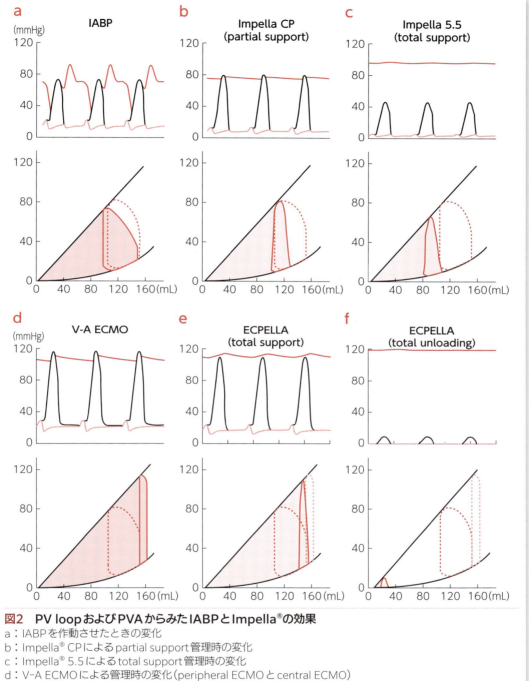

図2 PV loopおよびPVAからみたIABPとImpella®の効果
a：IABPを作動させたときの変化
b：Impella® CPによるpartial support管理時の変化
c：Impella® 5.5によるtotal support管理時の変化
d：V-A ECMOによる管理時の変化（peripheral ECMOとcentral ECMO）
e：ECPELLAによるtotal support管理時の変化
f：ECPELLAによるtotal unloading管理時の変化

圧となるので血圧が保たれている限りはPVAの減少は限定的である（**図2b**）．Impella®5.5を使用したtotal supportでは，左室圧（LVP）が動脈圧（AOP）より低値になることで大動脈弁の開閉は消失し，EDP/EDVの減少は顕著となり，大幅なPVAの減少が可能になる（**図2c**）．

　動物実験では，イヌにおける心筋梗塞再灌流モデルにおいて，partial supportで管理した群と比較してImpella®によるtotal supportで管理した群で有意な梗塞サイズの減少および慢性期のE_{es}やBNP値の改善が認められた[3]．これらは理論的な血行動態への影響と一致し，臨床的には十分な血行動態維持や左室アンロード，MVO_2の低減が予後改善につながると期待されている．実臨床において，心原性ショック症例におけるImpella® 2.5とIABPの血行動態評価および30日予後を検討したISAR-shock trial[4]では，IABP群と比較して，Impella®群で有意に心係数および平均血圧を上昇させ，48時間後の血清乳酸値を低下させたことが示された．しかしながら短期予後に関しては有意な差を認めなかった．これに対しDanGer Shock試験[5]では，ST上昇型心筋梗塞に伴う心原性ショック患者355例を対象とし，標準治療に加えてImpella® CPをルーチンに使用することで，標準治療単独と比較して180日時点での全死因死亡のリスクが有意に低下することが示された．一方で，重篤な出血，下肢虚血，腎代替療法の必要性を含む有害事象の複合発現率は，Impella® CP使用群で有意に高値であった．この結果は，機械的循環補助デバイスの適切な使用と，起こりうる合併症への慎重な対応の重要性を示している．

　また近年，血行再建前にImpella®を挿入することで，血行再建中や血行再建後にImpella®を留置するよりも短期予後が改善するというメタ解析[6]も示されており，心原性ショックにおいては「Door to balloon time」から「Door to unload」へのアプローチも話題となっている．現在，ショックのない心筋梗塞患者において再灌流を遅らせてでも再灌流前にImpella®による30分間の左室アンローディングを行うことの有効性についての臨床試験（STEMI DTU pivotal試験，登録番号：NCT03947619）が進行中であり，その結果に期待したい．

3 PV loopで描かれるV-A ECMO (peripheral ECMO)

　ECMOは経皮的に挿入される送血用カニューラと脱血用カニューラ，遠心ポンプ，体外膜型人工肺を用いた閉鎖回路で構成される．MCSのなかでも安定した補助流量を得ることができるが，重症左心不全の状態では，LVPがAOPを上回ることができず，大動脈弁の開閉が失われることもある．その結果，EDPの上昇から肺うっ血を助長させうる．**PV loopではEDVの増加とともにE_a（実効動脈エラスタンス）の傾きが大きくなり，loopは右上方へ移動しSVは減少するにもかかわらず，PVAは増大する**（**図2d**）．

　ブタを用いた心原性ショックモデルに対するV-A ECMOの血行動態を評価した研究において，ECMOの流量を1L/minから5L/minまで増加させると，収縮期血圧は60mmHgから97mmHgに上昇したが，その一方で心拍出量（CO）2.8→1.86L/

minへ，SV 48→40 mLへ，LVEF 43→32%と有意に減少を認め，左室一回仕事量は2,096→3,031 mmHg mLと有意な増加認めた．これらの報告は理論的な数値と一致し，ECMO流量が増加するほど，自己心出量を減少させ，左室仕事量を増加させることを示している[7]．

4 | PV loopで描かれるcentral V-A ECMO

central ECMOは，開胸下に装着するECMOのことを指し，一般的に右房脱血（必要に応じて左房脱血も追加），上行大動脈送血による外科的循環補助（狭義のcentral ECMO）であるが，実臨床では左心脱血を組み合わせたシステム（広義のcentral ECMO, central ECMO with LV vent）として使用されることがある[8]．peripheral ECMOに比べて，大口径のカニューレを選択でき，高流量の循環補助が可能であるため組織灌流を改善させることができる．また，鼠径部がフリーなことで，ギャッジアップや覚醒による歩行も可能で下肢運動リハビリテーションを含めた長期管理が可能である．

PV loopは，peripheral ECMOと同様（**図2d**），LV ventを追加するとECPELLAと類似したループを描く（**図2e**）．

peripheral ECMOで問題となるdifferential hypoxia（自己心機能の回復期に自己肺の酸素化がわるい場合に，脳や冠動脈を含む上半身に低酸素の血液が灌流されてしまう状態）は，上行大動脈送血のcentral ECMOでは回避でき，冠動脈も脳も十分に酸素化された血液を灌流させる利点がある．

5 | PV loopで描かれるECPELLA

ECPELLAは，V-A ECMO単独では行うことのできない左室アンロードを行うことで，LVPを低く保ったままECMO流量を増加させることができる[9]．**V-A ECMO単独では前述のごとくPV loopは右上に移動する．そこにImpella®によりEDVを減少させることで左下に移動させることができる**（**図2e**）．Impella®流量を増加させることでtotal supportが可能になり，PVAはV-A ECMO単独管理に比べて減少する．さらにV-A ECMOとImpella®の流量をうまく調整し，左室内腔をほぼcollapseさせることでPVAをほぼゼロにまで減少することも可能である（total LV unloading）（**図2f**）．このとき，全身の循環はすべてV-A ECMOとImpella®に依存するため，MVO_2は基礎代謝と興奮収縮関連のみとなる．心筋収縮や心拍数は総血流にまったく寄与しないため，この状態でβ遮断薬やivabradineなどの陰性変力/変時作用のある薬剤を併用することでさらなるMVO_2の減少を図ることも可能である．

6 | PV loopで描かれる左室補助人工心臓（LVAD）

前述したperipheral ECMO，Impella® CP，ECPELLAは，心原性ショックへの急性機械的循環補助療法（AMCS）に位置づけられ，短期間の補助で自己心の回復までのブリッジで使用される．AMCSで補助が不十分な場合や，自己心の回復が見込まれず長期の管理が必要なときは，central ECMO，体外式VADへのエスカレーションが検討

される．LVADは体外式と植え込み型に分類でき，体外式VADはポンプ本体を体外に置き，送血管は胸部大動脈，脱血管を左室または左房に挿入して皮膚に貫通させてポンプ本体に接続するシステムである．近年は，体外に設置した遠心ポンプを用いた左心系脱血–大動脈送血も体外設置型VADとして取り扱われている．

従来，植え込み型LVADは心臓移植へのブリッジ目的（bridge to transplantation）と移植適応とならないNYHA心機能分類Ⅳ度の重症心不全患者に対する長期在宅補助人工心臓治療（destination therapy）で保険収載されている[8]．日常生活が可能な植え込み型の補助循環であり，胸部大動脈に接続した人工血管と，左室または左房に植え込み型心臓ポンプを縫着し，体外のコントローラからドライブライン（ポンプケーブル）を皮膚から貫通させてポンプ本体に接続する構成である．

ポンプ流量は，設定回転数に対してポンプの前負荷および大動脈と左室との圧差（揚程），自己心の機能により決まり，**PV loopはImpella®に準ずる**（図2b，c）．

B 実臨床への応用，MCS・血圧管理によるPVA，total perfusionの変化

実臨床においては，補助循環装置（MCS）による管理とともに，血管抵抗や血管内容積（またはstressed blood volume）を適切に調整することが循環動態を制御するうえで重要である．Nakataらの報告によれば，心原性ショックの治療ではIABPやV–A ECMOをはじめとするMCSの適応が進展しており，これらのデバイスの特性を理解し，病態に応じた選択が患者の転帰に寄与することが示されている[10]．とくにV–A ECMOによる後負荷増加が左室負荷を高める一方で，Impella®やECPELLAの併用により左室負荷が軽減され，PVAの低下とともに全身血流量の改善が期待されるとしている．

ここからは，心筋梗塞による心原性ショック患者が搬送されてきた状況を想定し，診療プラクティスの過程での血圧管理やPV loop解析を通じて得られるPVA，CO，総血流への影響をシミュレーションし，これらが循環動態に与える変化について考察する．

■シチュエーション①：心原性ショック，MCS supportなし（図3a）

急性心筋梗塞における心原性ショックは，リモデリングがない状況においてはE_{es}が低下した状態で血圧も低下し，PVAは正常心よりは低下しているものと考えられる．臨床では，収縮性の低下に伴い，COが低下した状態における心筋酸素需要と供給のバランスの評価が重要になる．

酸素需要が供給を大きく上回ってしまった場合は，心仕事量が増大し循環破綻を起こすことがある．酸素供給が低下していることで，収縮性が低下し，限定的なCOしか得られていないとも考えられる．このような**不安定な状態に，ノルアドレナリンや輸液負荷を再灌流前に行うと，血圧上昇に伴いPVAはさらに増大することを意識することが重要である**（図3b）．

■シチュエーション②：心原性ショックとV–A ECMO（図3c）

心原性ショックにV–A ECMOを挿入した場合，心臓からみた前負荷の減少と後負荷増大のため，PV loopは大きく右上方に移動する．シミュレーション上，平均血圧は

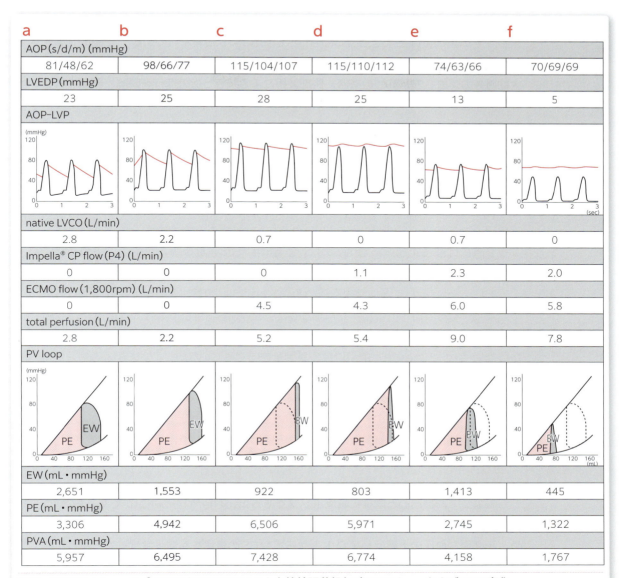

図3 ECMO＋Impella® CPによるECPELLAと血管拡張薬投与時のPV loopおよびPVA変化
a：心原性ショックでMCSによるサポートなし．
b：図aの状態で再灌流前にノルアドレナリン，輸液負荷を行った．
c：図aにV-A ECMOを追加．ECMO回転数1,800 rpmで固定．
d：図bにImpella® CP補助レベルP4を追加．
e：図cにCCBによる降圧を想定し，MAPが65 mmHg程度となるまで体血管抵抗を減少．
f：図dにニトログリセリンによる前負荷減少を想定し，stressed blood volumeを減少．

62 mmHgから107 mmHgまで上昇を認め，自己拍出（LVCO）は2.8→0.7 L/minと大きく低下した．総血流では，ECMO流量4.5 L/minが追加されるため，5.2 L/minまで増加を認めた．EDPは28 mmHgとさらに上昇を認め，肺うっ血の増悪が予測される．

心筋酸素消費と関連するPVAは5,957mL・mmHgから7,428mL・mmHgまで増大し，その増加分は主に心拍出に寄与しないPEにより消費されている．このような症例には左室アンローディングを検討する必要がある．**動脈圧波形や心エコー検査による大動脈弁の開放，左室拡張の有無，胸部X線による肺うっ血の進行を観察，評価することで，間接的にLVPの上昇を把握することができる．**Swan-GanzカテーテルによるPAWPや肺動脈拡張期圧により最も直接的に左室内圧の上昇を察知することができる[8]．

■ シチュエーション③：心原性ショックとECPELLA（図3d）

シチュエーション②の状態から，左室アンローディング目的でImpella® CPを挿入しECPELLAへとエスカレーションした．Impella®はサクション予防のため，実臨床に即し補助レベルP4の設定としている．平均血圧はさらに上昇し，大動脈弁が閉鎖して自己心からのLVCOはゼロとなり，total supportとなった［動脈圧（AOP）が完全にフラットにはならず揺らいでいるのは，心周期における動脈圧とLVPの圧差の変動によりImpella®流量が増減を認めているため］．このときECMO流量は血圧上昇により4.5→4.3L/minとわずかに減少を認めるが，Impella®流量1.1L/minが追加されるため，総血流は5.4L/minとわずかに増加した．PVAはtotal supportではあるが，収縮期LVPが十分に低下を認めていないこともありV-A ECMO単体の7,428mL・mmHgから6,774mL・mmHgと酸素消費の減少を達成できていない．

■ シチュエーション④：心原性ショックとECPELLA＋降圧薬（図3e）

次に，平均血圧が65mmHg程度となるように血管拡張薬の追加投与を行った．その結果，Impella®の補助レベルおよびECMOの回転数は一定であるにもかかわらず，Impella®流量は1.1→2.3L/min，ECMO流量は4.3→6.0L/minと増加を認めた．さらに，血圧降下に伴い大動脈弁が開放し，total supportからpartial supportへ移行してLVCOも0.7L/minと上昇を認めている．

このように，**自己心と同様に軸流ポンプであるImpella®や遠心ポンプであるECMOもポンプ流量特性曲線に従い，血圧の増減（＝揚程増減）により流量も変動を認めるため，不必要な血圧の上昇はLVCOのみならずMCSの流量をも減少させることがわかる．**とくに小型でトルクの小さいImpella® CPは血圧の影響をきわめて強く受ける．partial supportではあるが，PVAは4,158mL・mmHgとECMOを留置する前よりも減少を認め，さらにLVEDPも13mmHgと減少に転じている．

■ シチュエーション⑤：心原性ショックとECPELLA＋ニトログリセリン（静脈拡張による前負荷減少）（図3f）

さらにもう一つの血管拡張薬であるニトログリセリンを追加投与した（シミュレーション上は静脈拡張作用によりstressed blood volumeを減少させる作用．furosemideによるvolume reductionでも同様に考えられる）．前負荷が減少することでtotal supportとなり，LVCOはゼロになるが，Impella®およびECMO流量は2.0L/min，5.8L/minと若干の低下は認めるが，総血流は7.8L/minとシチュエーション③の血圧高値でのECPELLAの5.4L/minと比べ144%の増加を認めている．LVEDPは5mmHgまで低下を認め，PVAもECPELLA時の6,774mL・mmHgから1,767mL・

mmHgと74%も減少を認めた.

　以上のさまざまなシチュエーションのシミュレーション結果から，MCSや薬剤を用いて患者管理を行う際に重要となる点は，組織灌流を維持するための，十分な総血流の維持である．一方で，心筋酸素消費には血圧およびVolumeが大きく影響していることがわかる．臨床では，血圧管理において収縮期血圧に注目してしまいがちであるが，MCSサポート時により拡張期血圧も変化するため，**不必要に高い血圧で管理を行うと，MVO$_2$の増加のみならず総血流の減少にもつながることから，至適血圧に関しては平均血圧で判断することが重要である．**

　心原性ショックにおいては，必要であれば迅速にMCSの導入を検討し，速やかに総血流を維持すると同時に，左室除負荷も考慮することが重要である．各MCSによって補助流量および左室負荷/減負荷などの特徴があり，それらを熟知し，時に薬剤を含め適切に組み合わせることで，心筋酸素消費を減らしつつ，総血流を維持することが可能となる．

文献

1) Prondzinsky R, *et al*：Hemodynamic effects of intra-aortic balloon counterpulsation in patients with acute myocardial infarction complicated by cardiogenic shock：the prospective, randomized IABP shock trial. *Shock*. 2012；37：378-84.
2) Thiele H, *et al*：Intraaortic balloon support for myocardial infarction with cardiogenic shock. *N Engl J Med*. 2012；367：1287-96.
3) Saku K, *et al*：Left ventricular mechanical unloading by total support of Impella in myocardial infarction reduces infarct size, preserves left ventricular function, and prevents subsequent heart failure in dogs. *Circ Heart Fail*. 2018；11：e004397.
4) Seyfarth M, *et al*：A randomized clinical trial to evaluate the safety and efficacy of a percutaneous left ventricular assist device versus intra-aortic balloon pumping for treatment of cardiogenic shock caused by myocardial infarction. *J Am Coll Cardiol*. 2008；52：1584-8.
5) Møller JE, *et al*：Microaxial flow pump or standard care in infarct-related cardiogenic shock. *N Engl J Med*. 2024；390：1382-93.
6) Iannaccone M, *et al*：Timing of impella placement in PCI for acute myocardial infarction complicated by cardiogenic shock：an updated meta-analysis. *Int J Cardiol*. 2022；362：47-54.

臨床に活かす**コツ**

- MCSデバイスによって，酸素消費量を意識した循環の維持管理に努める．
- 必要に応じて適切なタイミングでのMCSの併用が重要である．
- MCSの流量調整のみならず，血圧管理も総血流を管理するうえできわめて重要である．
- 心原性ショックに対し盲目的に血圧上昇を行っても，時としてCOの低下およびMVO$_2$の増加を伴い，状況を悪化させることもある．
- MCS留置後も総血流と左室の除負荷による酸素消費量の減少の両方を考慮すべきである．

7) Ostadal P：Increasing venoarterial extracorporeal membrane oxygenation flow negatively affects left ventricular performance in a porcine model of cardiogenic shock. *J Transl Med.* 2015；13：266.

8) 2023年JCS/JSCVS/JCC/CVITガイドラインフォーカスアップデート版PCPS/ECMO/循環補助用心内留置型ポンプカテーテルの適応・操作. chttps://www.j-circ.or.jp/cms/wp-content/uploads/2023/03/JCS2023_nishimura.pdf（アクセス年月日：2024年11月4日）

9) Schrage B：Left ventricular unloading is associated with lower mortality in patients with cardiogenic shock treated with venoarterial extracorporeal membrane oxygenation：results from an international, multicenter cohort study. *Circulation.* 2020；142：2095-106.

10) Nakata J, *et al*：Mechanical circulatory support in cardiogenic shock. *J Intensive Care.* 2023；11：64.

Ⅱ章 PV loopで診る ─ PV loopで病気がみえる

05 心エコー指標とPV loop
心臓の形態と心内圧を可視化する

> **重要ポイント**
> - PV loopおよび循環平衡を描くために必要な血行動態指標は心エコーを用いて推定できる.
> - 心エコーでは，心拡大・縮小といった容積評価に留まらず，血圧やドプラ法を用いた心内圧評価によってPV loopをイメージすることができる.
> - PV loopと同様に，心エコー図では左室外的仕事量やcardiac power outputなど，心エネルギー指標を推定することができる.

　PV loopをイメージする際に重要な血行動態指標は，左室拡張末期圧(LVEDP)・容積(LVEDV)と，左室収縮末期圧(LVESP)・容積(LVESV)である(**図1**)．この二点(4つの指標)がわかれば，一回拍出量(SV)や，PV loopの概形(縦長か横長など)，さらには心収縮能[収縮期末エラスタンス(E_{es})]や後負荷(E_a)を大まかに推定することができる．また，この二点は，血圧と心エコー指標(容積やドプラ法で求めた心内圧)を組み合わせることによって推定可能である．さらに，心エコーで算出したSVに圧の概念を加味することで，心エネルギー評価(左室外的仕事量やcardiac power outputなど)も推定可能となる．本項では，心エコー指標に基づいてPV loopや循環平衡をイメージする方法を紹介するとともに，心エコーで推定可能な心エネルギー指標を紹介する．

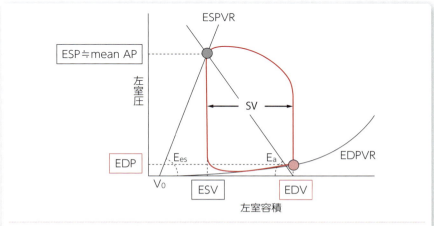

図1 PV loopをイメージするうえで重要な血行動態指標
左室拡張末期圧・容積(赤点)と左室収縮末期圧・容積(灰点)の2点が心エコーや血圧で推定できれば，PV loopの概形や一回拍出量(SV)，心収縮能(E_{es})や後負荷(E_a)を大まかに推定することができる．

A 心エコーによるPV loop描出に欠かせない血行動態指標の推定

1 左室収縮性

左室収縮性の指標としては，前負荷や後負荷の影響を受けにくい収縮末期圧容積関係（ESPVR）の傾きであるE_{es}がゴールドスタンダードであることはI章で示したとおりである．ESPVRのX軸との交点であるV_0をゼロと見なすと，$E_{es}=$平均動脈圧/LVESVで推定できる（**図1**）．しかし，実際は$V_0=0$ではないため，あくまでE_{es}を反映する値として捉えるべきである．

■ SVとCO

PV loopにおける横軸の推定に心エコーが有用であることは言うまでもない．心エコーではSVを算出する方法が2通りある．まず，**簡便に求められるパルスドプラ法を用いて左室流出路血流波形をトレースしたvelocity time integral（VTI）と左室流出路断面積の積からSVを求めることができる**（**図2a**）．次に，**拡張末期容積から収縮末期容積を差し引いた容積をSVとして算出する方法もある**（**図2b**）．両者でのSVは疾患（弁の逆流や心内シャント）をもたない心臓であれば理論的には同じと考えてよい．ただし，実際には二次元心エコーでの容積評価は過小評価されやすく，三次元心エコーを用いることで，容積評価のゴールドスタンダードとされているMRIと同程度の精度での容積算出が可能である[1]．

僧帽弁逆流症を有する症例においては，左室容積の差分から求めたSVは逆流量分を過大評価してしまう．この場合，SVを前方拍出量として算出するパルスドプラ法のほうがより正確である．一方で，大動脈弁逆流症を有する場合には，いずれのSV算出も拡張期逆流分を過大評価してしまう（「III章-3. 弁膜症」参照）．COはSV×心拍数（HR）（bpm）で求められ，心係数（CI）は体表面積補正することで算出可能である．

■ LVEF

LVEFは拡張末期容積（EDV），収縮末期容積（ESV）を用いて以下のように定義される．

$$LVEF = \frac{EDV-ESV}{EDV} \times 100\,(\%) = \frac{SV}{EDV} \times 100\,(\%)$$

つまり，1回の心拍出において左室に充填された血液のうち何%を大動脈へ拍出できるかという指標である．一方で，PV loopで算出される3つの指標，①収縮性（E_{es}）=ESP/（ESV−V_0），②後負荷（E_a）=ESP/SV，③SV=EDV−ESVを式変形することで，

$$\frac{SV}{EDV-V_0} = \frac{E_{es}}{E_{es}+E_a}$$

と表記できる．ここでV_0をゼロと見なすと，SV/EDV=E_{es}となり，LVEF（=SV/EDV×100）がE_{es}/（$E_{es}+E_a$）という式で表記され，後負荷E_aに依存した収縮性を示す指標であることが理解できる（「I章-3. 収縮性」参照）．

心エコーにおけるLVEFの算出には，左室心尖部四腔および二腔像を用いたDisk法に

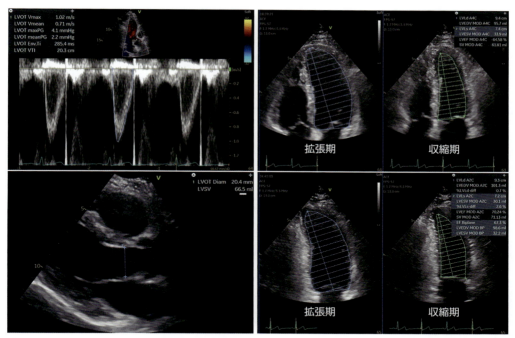

図2 心エコーを用いたSVの求め方（二種類）
a：左室流出路におけるVTI（上段）と胸骨左縁左室長軸像における左室流出路径の測定（下段）をもとにSVを算出．
b：左室心尖部四腔像（上段）および二腔像（下段）を用いて左室拡張末期容積から収縮末期容積を引くことでSVを算出（Disk法）．

よるESVとEDVの測定が推奨されるが，傍胸骨左室長軸像や短軸像を用いたTeicholz法でもある程度概算できる．同じLVEFであっても，内腔が狭小化している心臓であればSVは小さくなり，内腔が拡大している心臓であればSVは大きくなるため，収縮性を表すときはその目的に応じてSV，CO，LVEFなどを使い分ける必要がある．

2 左室拡張性と前負荷

　左室の拡張性は，完全に弛緩した心臓の広がりやすさの性質であるため，PV loopでは拡張末期の圧容積を結んだ線［拡張末期圧容積関係（EDPVR）］により表される．左室拡張末期の圧容積のことを前負荷と定義するため，左室拡張性とは前負荷を変化させたときの軌跡ともいえる（図3）．

　定点観測としての安静時心エコー検査ではEDPVR全体の評価は困難であるが，前負荷の一点，つまり心エコー測定時の前負荷（LVEDVとLVEDP）は推定可能である．LVEDVの算出には，前述のようにDisk法やTeicholz法で概算できる．LVEDPに関しては，心エコーで算出できる左室流入血流速度（E波速度）と僧帽弁輪運動速度（e'）を用いた演算式，すなわち$P=4.9+0.62×mitral\ E/e'$で推定できることが知られている[2]．条件によっては（とくに前負荷が低下している場合），E/e'が正確に肺動脈楔入圧を反映しないことがあるため，その評価には注意が必要である[3]．心エコー測定日

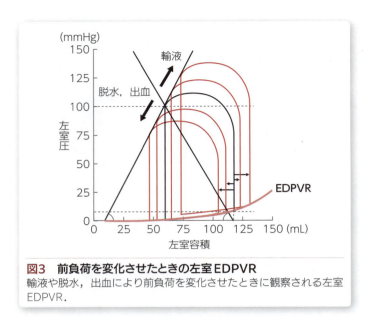

図3　前負荷を変化させたときの左室EDPVR
輸液や脱水，出血により前負荷を変化させたときに観察される左室EDPVR.

に右心カテーテル検査が行われていたら，肺動脈楔入圧をもって心エコーで概算したLVEDPの整合性を評価できる．

　これまでは左心系に限定して議論してきたが，右心系の前負荷，つまり右室拡張末期圧・容積についても少し考えてみる．右室拡張末期容積は，三次元心エコーを用いることである程度概算できる[4]．また，右室拡張末期圧に関しては，右房圧（RAP）で近似でき，心エコーである程度概算できる．具体的には，下大静脈の長軸径と呼吸性変動の有無からRAPを推定でき，3，8，15 mmHgのおおよその目安が用いられている[5]（図4）．下大静脈を短軸で観察した場合，円形に近くなればなるほどRAPが高い

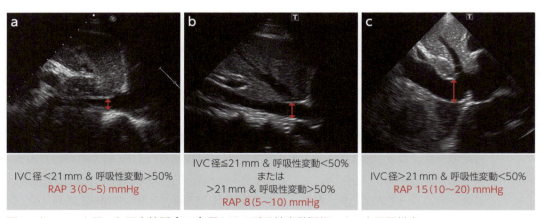

図4　心エコーを用いた下大静脈（IVC）径とその呼吸性変動評価による右房圧推定
a：IVC径が小さく呼吸性変動がある場合
b：aとc以外の場合
c：IVC径が大きく呼吸性変動がない場合

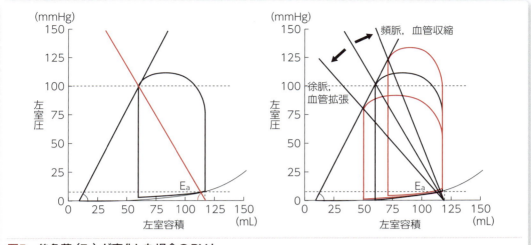

図5 後負荷（E_a）が変化した場合のPV loop
PV loopをベースとしたとき（左）に，後負荷E_aを変化させた際のPV loopの変化（右）．頻脈や血管収縮でE_aが増加するとSVは減り，逆に徐脈や血管拡張でE_aが低下するとSVは増える．

ことが示唆され，15 mmHgより高い状態となっている場合にはエコーでは把握が難しい[6]．とくにそのような場合の実測値測定はカテーテル圧に委ねることとなる．また定性的評価としては，心房中隔の観察により左房側偏位している形態であればRAPが左房圧（LAP）を凌駕していることを示唆している[7]．心房中隔瘤のように左右両方向性に振幅がみられる場合には両心房圧は高くないと判断できる．

このように，心エコーを用いることでPV loopをイメージするうえで必須となる心室拡張末期圧・容積の推定が可能となる．

3 後負荷

PV loop上に示される後負荷（E_a）はLVESP/SVで表される．LVESPを平均大動脈圧（MAP）で近似する[8]と，E_a＝MAP/SVで推定できる．E_aは末梢血管抵抗とHRの積でもあり，それらが変化することによって，LVESVやSVが変化する（図5）（詳細は「Ⅰ章-5．後負荷」参照）．

B 心エコー指標をもとに循環平衡とPV loopをイメージする

心拍出量（CO）とそのときの前負荷を定義するためには，Guytonが提唱した循環平衡理論の理解が必須である．この循環平衡理論では，静脈還流曲線と心拍出量曲線（CO curve）を重ねて描いた際の交点が循環平衡点（与えられた前負荷に対するCO）として決まる（図6a）．**この循環平衡点を心エコーで推定する際は，縦軸のCOはSVとHRから，横軸のRAPはIVCから推定することができる．**たとえば，輸液により平均循環充満圧が増加すれば，静脈還流曲線は右上に移動する．この場合の循環平衡点は右上に移動し，

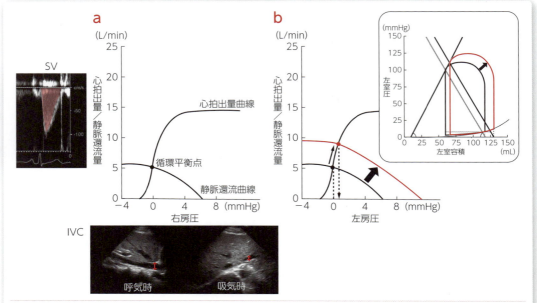

図6 循環平衡理論
a：静脈還流曲線と心拍出量曲線を重ねて描いた際の交点が循環平衡点となる．心エコーでは左室流出路の速度・時間積分値と断面積の積からSV，ひいてはCOの推定ができる．また，IVC径の呼吸性変動の有無から右房圧を推定できる．
b：輸液により平均循環充満圧が増加すれば，静脈還流曲線は右上に移動する．輸液による心房圧の上昇は，右房圧のみならず左房圧も上昇させるため，左室PV loopにおいても左室拡張末期圧・容積の増加として反映される（右上図）．

心拍出量曲線が変化していなくても，COが増加する（図6b）．つまり，心エコーではCOと推定RAP双方の上昇として観察される．今度は逆に，心エコーで推定されたCOとRAPの値の変化が何を意味するか考えてみよう．ベースラインと比べてCOの低下と推定RAPの上昇を認めた場合，何が起こったのであろうか．病態としては心拍出量曲線の低下（静脈還流曲線は不変）が考えられる．もしこのときに静脈還流曲線も低下していれば，COはさらに低下する一方で推定RAPはそれほど変化しないことが予測される．このように，心エコーでCOとRAP（あるいはLVEDP）を推定することによって，循環平衡点が現在どの位置にあるのかをイメージできる．非侵襲的に繰り返し施行できることが超音波検査の強みであるため，心エコーでPV loopがイメージできれば，臨床における病態の進行具合や治療効果の判定に大いに役立つと思われる．

C 心エコーで心エネルギー指標を推定する

前述のごとく，左室収縮能の評価として頻用されるLVEFは，後負荷の影響を受けやすいという欠点もあり，必ずしも正確に臨床予後を予測できるわけではない．**後負荷の影響を受けにくい，より総合的な心機能指標として，心エコーで推定した心エネルギー指標であるLV stroke work index（LVSWI）**が提唱されており，以下の計算式で求め

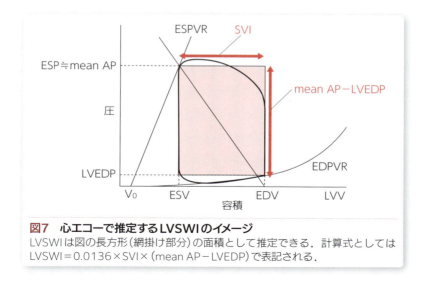

図7 心エコーで推定するLVSWIのイメージ
LVSWIは図の長方形（網掛け部分）の面積として推定できる．計算式としてはLVSWI＝0.0136×SVI×(mean AP－LVEDP)で表記される．

ることができる[9]（図7）．

LVSWI＝0.0136×stroke volume index（SVI）×（MAP－心エコー推定LVEDP）

ここで，SVIはSVを体表面積で除したものであり，心エコー推定LVEDPは前述のE/e'を使用した計算式で求められる．循環器系集中治療患者（n＝4,536，急性冠症候群62％，心不全46％，心原性ショック11％）を対象とした後ろ向き研究では，LVSWI＜31 g-min/m^2（AUC 0.741）は他の心エコー指標であるLVEF（AUC 0.656）や僧帽弁E/e'（AUC 0.650）と比較して，より精度高く院内死亡を予測した[9]．**もう一つの心エネルギー指標としてcardiac power output（CPO）（CO×平均血圧/451）があるが，心エコーで評価することも可能である．**その有用性としては，循環器系集中治療患者（n＝5,585，急性冠症候群57％，心不全50％，心原性ショック13％）を対象とした研究で，入院時のCPO＜0.6 Wは院内死亡のオッズ比を50％上昇させ，予後予測指標として有用であったと報告されている[10]．

MEMO 心筋ストレインを用いたMyocardial Work

近年，speckle-tracking心エコーで算出した左室ストレイン値に血圧データを取り込んだ新しい心筋ストレインの概念であるMyocardial Work（MW）が提唱され[11]，pressure-strain loopで囲まれた面積（global work index）は，カテーテルを用いて描出されるpressure-volume loopで囲まれた面積（左室外的仕事量）と有意に相関することが知られている．MWは後負荷の影響を受けにくいため，経皮的補助循環管理中の心機能評価法として注目されている．Landraらは，IABPやImpella®を使用した患者の心機能を，MWを用いて評価した[12]．そこでは，IABP使用時の後負荷の減少とそれに伴う左室ストレインの増加を反映したループの変化や，Impella®使用時

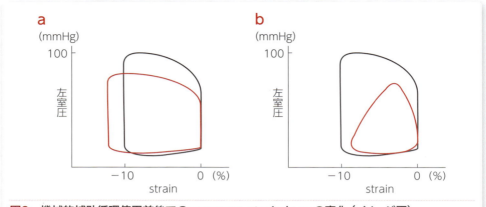

図8 機械的補助循環使用前後でのpressure-strain loopの変化（イメージ図）
IABP（a）およびImpella®（b）使用前後におけるpressure-strain loopの変化．補助前（黒線）と補助後（色線）．

の，左室仕事量の低下を反映してpressure-strain loopが小さくなる様子が捉えられた（図8）．このように，MWの指標を用いて心室，大動脈，そして経皮的補助循環デバイスの3つの連関を考慮した心機能評価（ventricular-arterial-device coupling）を行うことで，デバイスの至適流量設定などに役立てることができるかもしれない．

文献

1) Dorosz JL, et al：Performance of 3-dimensional echocardiography in measuring left ventricular volumes and ejection fraction：a systematic review and meta-analysis. *J Am Coll Cardiol*. 2012；59：1799-808.
2) Choi JO, et al：Noninvasive assessment of left ventricular stroke work index in patients with severe mitral regurgitation：correlation with invasive measurement and exercise capacity. *Echocardiography*. 2010；27：1161-9.
3) Santos M, et al：E/e' ratio in patients with unexplained dyspnea：lack of accuracy in estimating left ventricular filling pressure. *Circ Heart Fail*. 2015；8：749-56.
4) Rudski LG, et al：Guidelines for the echocardiographic assessment of the right heart in adults：a report from the American Society of Echocardiography endorsed by the European Association of Echocardiography. *J Am Soc Echocardiogr*. 2010；23：685-713.
5) Lang RM, et al：Recommendations for cardiac chamber quantification by echocardiography in adults：an update from the American Society of Echocardiography and the European Association of Cardiovascular Imaging. *Eur Heart J Cardiovasc Imaging*. 2015；16：233-71.
6) Seo Y, et al：Estimation of central venous pressure using the ratio of short to long diameter from cross-sectional images of the inferior vena cava. *J Am Soc Echocardiogr*. 2017；30：461-7.
7) Matsuzaki M, et al：Esophageal echocardiographic analysis of atrial dynamics. *Am Heart J*. 1985；109：355-62.
8) Sunagawa K, et al：Left ventricular interaction with arterial load studied in isolated canine ventricle. *Am J Physiol Heart Circ Physiol*. 1983；245：1106-14.
9) Jentzer JC, et al：Noninvasive echocardiographic left ventricular stroke work index predicts mortality in cardiac intensive care unit patients. *Circ Cardiovasc Imaging*. 2020；13：E011642.
10) Burstein B, et al：Noninvasive echocardiographic cardiac power output predicts mortality in cardiac intensive care unit patients. *Am Heart J*. 2022；245：149-59.
11) Russell K, et al：A novel clinical method for quantification of regional left ventricular pressure-strain loop area：a non-invasive index of myocardial work. *Eur Heart J*. 2012；33：724-33.

12) Landra F, *et al* : Pressure-strain loops unveil haemodynamics behind mechanical circulatory support systems. *ESC Heart Fail.* 2023；10：2607-20.

臨床に活かすコツ

- PV loopと循環平衡をイメージするために必要となる心エコー指標を押さえる．
- 心エコー指標をもとにPV loopと循環平衡図を作成し，病態を視覚的に捉える．
- 心エコー検査中，リアルタイムに心血管特性を頭の中で可視化し，治療方針決定の一助とする．
- PV loopに基づいた心エネルギー指標は心エコーでも推定でき，よりよい臨床予後指標として期待される．

Ⅱ章　PV loopで診る──PV loopで病気がみえる

06 循環指標とPV loop
循環モニターからイメージするPV loop

> **重要ポイント**
> ● 循環モニターのAOPとSVはPV loopに直接リンクする.
> ● 前負荷指標は，LVEDP ∝ LAP ∝ PAWP ∝ dPAPを前提に推定する.
> ● 循環平衡とPV loopを行き来して，パラメータの相互関係をイメージする.

　PV loopは心機能，血行動態，心臓仕事量について包括的な情報を提供する重要なツールである．しかしながら，その直接的な測定には侵襲的な手技を要するため，日常診療や臨床試験においてルーチンに活用することは困難である．そのため，実臨床における患者管理では，より低侵襲な循環モニターが広く用いられ，これにより循環動態の把握，心臓仕事量の推定，そして薬物療法や補助循環の適応判断および治療効果の評価が行われている．本項では，このような循環モニターから得られる各種パラメータを，どのようにPV loopの解釈に活用できるか，その実践的なアプローチについて解説する．

A 循環モニターとパラメータについて

　生体情報パラメータのなかで，容易かつ直接測定可能なものとして動脈圧（AOP）および心拍数（HR）がある．これに加えて，留置型肺動脈カテーテル（PAC）を使用することで，肺動脈血圧（PAP），肺動脈楔入圧（PAWP），中心静脈圧（CVP）が得られる．特定のカテーテルを使用することで，熱希釈法によって連続心拍出量（CCO）の測定が可能となり，これをHRで割ることで一回拍出量（SV）を求めることができる．さらに，左心カテーテルの使用によって左室圧（LVP）の測定も可能である．PV loopをイメージしたい場合，どのようなパラメータをループの構成要素として使用できるだろうか．前提として，**心機能はさまざまな影響を受けており，PV loopの直接的な構成要素として使用できるものと，パラメータから推定する必要があるものとに分けられる．**

B パラメータから紐解くPV loop

　図1のモニターに表示されているパラメータは，AOP 89/65（74）mmHg，PAP 46/30（34）mmHg，PAWP 23mmHg，CVP 9mmHg，HR 110bpm，CO 3.43L/min，心係数（CI）が1.9L/min/m²の急性冠症候群後のモニターであり，ここから左室のPV loopを描いてみる．

　本来，容積指標（ループの横軸）は経胸壁心エコー（TTE）レポートから直接設定できる

116　Ⅱ章　PV loopで診る

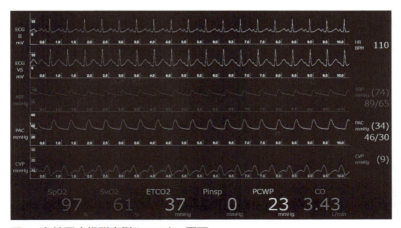

図1 急性冠症候群症例のモニター画面

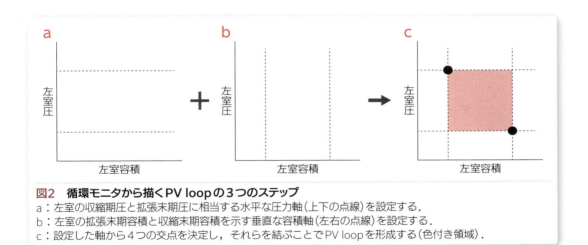

図2 循環モニタから描くPV loopの3つのステップ
a：左室の収縮期圧と拡張末期圧に相当する水平な圧力軸（上下の点線）を設定する．
b：左室の拡張末期容積と収縮末期容積を示す垂直な容積軸（左右の点線）を設定する．
c：設定した軸から4つの交点を決定し，それらを結ぶことでPV loopを形成する（色付き領域）．

が，今回は循環パラメータからループを推定することを試みた．具体的には，動脈波形からループの縦軸を，前負荷条件から横軸を，駆出率からループの横幅をそれぞれ推定し（図2），これら3つのステップを経てPV loopを描いてみる．

1 収縮末期点（図3①②）

モニター値から直接ループに当てはめることのできるパラメータは，systolic AOP（sAOP）とmean AOP（mAOP）であり，左上点（①）はmAOPと近似し，心周期のなかで圧力が最大になる②のLVPはsAOPになる（病的にLVPとsAOPの圧較差が生じる大動脈弁狭窄症を除く）．AOPからはループの高さが規定される．

2 前負荷指標（図3③）

直接LVEDP，LVEDVを測定できる環境にないときは，左房圧（LAP）に近似する

06 ｜ 循環指標とPV loop 117

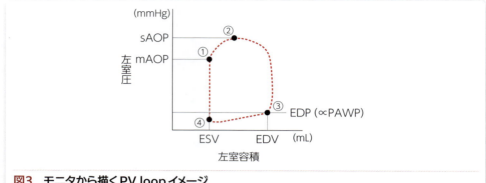

図3 モニタから描くPV loopイメージ
①大動脈弁閉鎖点（左上点）は平均大動脈圧（mAOP）とほぼ等しく近似できる．
②左室収縮期のピーク圧は収縮期大動脈圧（sAOP）に相当する（大動脈弁狭窄症を除く）．
③拡張末期における圧（EDP）および容積（EDV）は肺動脈楔入圧（PAWP）から推定する．
④収縮末期容積（ESV）点は循環動態モニタからの直接的な推定が困難であり，心エコー検査などの画像診断が必要となる．

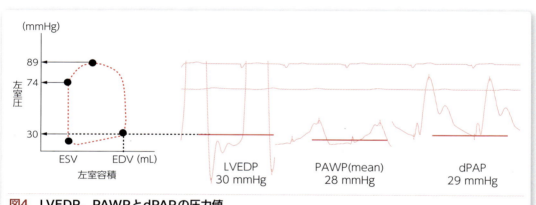

図4 LVEDP，PAWPとdPAPの圧力値
左側のPV loopでは，拡張末期における圧容積関係を示しており，LVEDPが30 mmHgである．右側の実測波形では，それぞれLVEDP 30 mmHg，PAWP(mean) 28 mmHg，dPAP 29 mmHgとほぼ同等の値を示している．これは血行動態が安定した状態において，これらの指標が互いに近似した値をとることを表している．

　PAWPを代用する．しかし，PAWPも連続モニターすることは穿孔などのリスクがあるため，定期的にwedgeさせて測定すると定量的に把握することができる．LVEDV ∝ LVEDP ∝ LAP ∝ PAWP，さらに拡張期肺動脈圧（dPAP）が，ある程度近似する（図4）ことを受け入れると[※1]，PAWPは23 mmHgであり，うっ血状態にあることが推定される（PAWP基準値：5〜13 mmHg）．ここでは，LVEDPとLVEDVの圧容積関係である拡張末期圧容積関係（EDPVR）が非線形の関係にあることから，モニターからの情報のみでは正確性に欠けることを前提とする．
　慣習的に，PAWPと安定した関係にあると考えられているdPAPがPAWPの間接的指標として用いられることがある．しかし，生理学的にはdPAPは肺循環の下流圧で

あるPAWP以外にも，肺血管の特性（PVRやコンプライアンスなど），HRの影響も受けるため，Robertらの報告では肺血管抵抗（PVR[※2]）が高い重症例においてdPAPとPAWPの圧差が拡大することが示されている．また，PAWPがdPAPより6mmHg以上高い場合，PAWP測定の誤りがある可能性が高いと指摘している．dPAPがPAWPを6.0mmHg以上上回る場合は，肺動脈性肺高血圧症の可能性が高いと報告している[1]．したがって，PAC挿入時にPAWPとdPAPの差を確認し，併せてPVRを算出しておくことは，dPAPをLAPの代用指標として使用できるかを判断するうえでも重要である．また，dPAP値の解釈にあたっては，絶対値ではなく推移も参考にしつつ，左室負荷の推定を行う必要がある（図4に各圧力波形を示す）．

[※1]：安静臥位のLVEDPの正常値は5〜13mmHg，15mmHg以上を有意な上昇とすることが多く[2]，僧帽弁狭窄症の合併がなければLVEDPはPAWPでも代用できる[3]．
[※2]：PVR＝（平均肺動脈圧−肺動脈楔入圧）/心拍出量

3　EDPとSVから推定するESVの変化（図3④）

SVはEDV−ESVで算出され，ループの横幅で表される．CO 3.43 L/minとHR 110 bpmからSVは31 mLと算出されるが，これは一般的な基準値（60〜130 mL）より低値である．つまり，図5に示すように，まず前負荷指標のPAWP 23 mmHgから，EDP（またはEDV）が基準となるループの③から③'へ移動していることが想定できる．基準ループの③から④に引かれるSVより，③'から④'に引かれるSVは短くなる（ループの横幅は狭くなる）ので，ESV④'も上昇（右へ移動）していることが想定される．このことは，TTEでEDVとESVの計測結果から，ループのSVの正確性を確認できる．

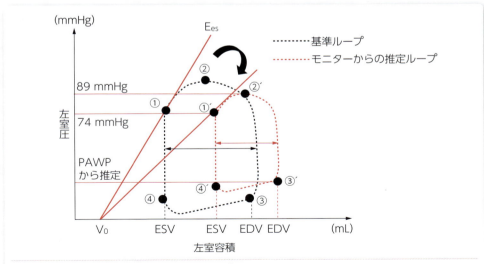

図5　EDPとSVから推定するESVイメージ
ACS後の症例における特徴的なPV loopの変化を示す．E_{es}の傾きの低下と前負荷上昇により，基準ループから推定ループは右方へと変位し，EDVの増加とSVの減少を反映している．これにより，容積軸方向への移動とAOPから規定される高さの変化を伴う新たなループが形成される．

ここまでで，対象となる症例の臨床経過から急性冠症候群（ACS）後という収縮期末エラスタンス（E_{es}）の低下，AOPからループの高さ（①'②'），PCWPから拡張末期点（③'），SVから収縮末期点（④'）を推定した（**図5**）．

MEMO　**SVの推定：AOP脈圧から考える**

　SVが含まれる代表的な式に，mAOPと脈圧（PP）がある．mAOPは時々刻々と変動するHRの影響を受けることに対し，PPはSVと動脈の硬さを表す動脈エラスタンスの積で算出される（式1，2）．つまりPPはSV依存性が高い指標である一方で，動脈エラスタンスの影響も直接受ける（式3）．

　したがって，PPの絶対値そのものを治療のターゲットとする根拠はないものの，管理期におけるPP値の推移から，SVやsAOPの変動を推測することができる．具体的には，PPが高値を示す場合，sAOPの上昇とSVの増加が考えられ，PPが低値の場合はsAOPの低下とSVの低下が推定できる（一般的基準値は40～60 mmHg）．また，SVの低下は心拍出量曲線（CO curve）の低下にもつながりうる．

$$mAOP = CO \times SVR = SV \times HR \times SVR \tag{式1}$$

$$PP = SV \times 動脈エラスタンス \tag{式2}$$

$$SV = \frac{PP}{動脈エラスタンス} \tag{式3}$$

C　モニターから考える循環平衡とPV loop

　ここからは，さらに循環平衡から前負荷の理解，推定を一歩進めてみる．CIとRAP（またはCVP）に着目し，心拍出量曲線（**図6a**）と静脈還流曲線（**図6b**）から循環平衡点を求める（**図6c**）．CI 1.9 L/min/m^2（基準値：2.3～4.2 L/min/m^{2}程度），CVP 9 mmHg（基準値：5～10 mmHg）から，それぞれ心拍出量曲線は低下（点線から実線へ移動），静脈還流曲線は基準範囲内（ではあるが上昇傾向）と解釈でき，循環平衡点は右下に移動していることが推定できる（**図6c**）．この段階の循環のアセスメントとして"うっ血"に傾いていること，合わせて低灌流であることを念頭に置き身体所見のForrester分類をもとにPV loopを起こして，Nohria-Stevenson分類と合わせると**図7**のように描くことができる．

　以上をまとめると，モニターから得られる指標と循環平衡から，前負荷を推定し，臨床経過とともに，身体所見も併せてモニター値を解釈することができる．うっ血所見は，起坐呼吸，頸静脈圧の上昇，浮腫，腹水，肝頸静脈逆流で評価され，wetかdryに分け，低灌流所見は，小さい脈圧［（収縮期血圧−拡張期血圧）/収縮期血圧＜25％］，四肢冷感，傾眠，低Na血症，腎機能悪化で評価され，warmかcoldに分けられる．

　また，心拍出量曲線をSV（またはCI）の維持と，うっ血（PAWPまたはdPAP）の解除

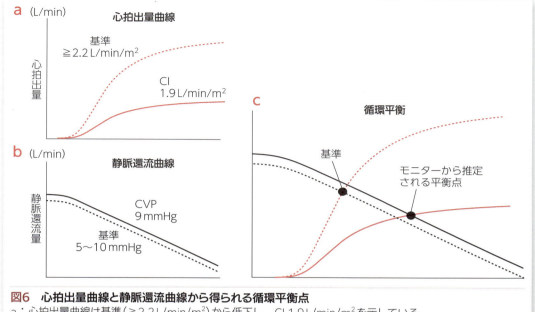

図6 心拍出量曲線と静脈還流曲線から得られる循環平衡点
a：心拍出量曲線は基準（≧2.2 L/min/m²）から低下し，CI 1.9 L/min/m²を示している．
b：静脈還流曲線はCVP 9 mmHg（基準5～10 mmHg）とやや上昇傾向である．
c：これらの変化により，循環平衡点は基準点から右下方向へ移動していることが推定できる．

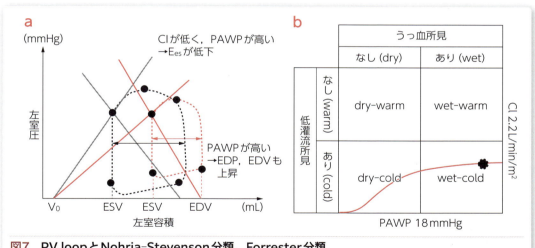

図7 PV loopとNohria-Stevenson分類，Forrester分類
a：基準となるPV loop（黒色の点線）と循環動態の変化を反映したループ（赤色の点線）を示す．CIの低下とPAWPの上昇によりEesの傾きは低下し，PAWPの上昇によりEDVも増加している．
b：身体所見に基づくNohria-Stevenson分類と血行動態指標に基づくForrester分類を同一グラフ上に示すと，CI 1.9 L/min/m²とPAWP 23 mmHgの値から，segment Ⅳであり，wet-coldに分類される．

という原則に基づいて，右心から左心，左心から全身へ循環を維持する障害の原因の精査，治療過程のパラメータの変化から，循環平衡の変化，PV loopの変化をイメージし，現在の状態を把握し，治療の方向性を予測していくことが重要である．

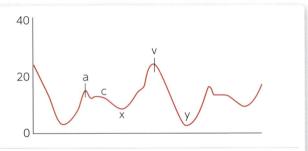

図8　PAWP波形の構成
陽性波
・a波：心房収縮による左心房内圧上昇
・c波：僧帽弁の閉鎖（反射波）
・v波：心房拡張期，受動的静脈充満
陰性波
・x谷：心房弛緩
・y谷：僧帽弁開放に伴うLAV減少

MEMO　圧波形と血行動態パラメータの整理

PAWP（図8）

　肺動脈分枝に先端にバルーンを付けた肺動脈カテーテルに付属しているバルーンを膨張させたうえで，その血管を閉塞して，バルーン先端で測定される圧力のことを指す．LAPを推定するための間接的な指標であり，図8に示す圧波形から構成される．

左室圧波形（LVP）（図9）

　LVPが上昇しているときは，原因として高血圧などの動脈圧上昇，大動脈弁の狭窄によるもの，SV増加による病態を考える．EDPは心室収縮開始の圧で，同部位での偏曲点か，心房収縮時にみられるatrial kickと呼ばれる小さなピークと心室圧との谷の低い点をとる．

　また，心室圧波形から左室圧最大変化率（dP/dtmax），τ（タウ）などの等容収縮期と等容性拡張期の指標も得られる．dP/dtmaxは，左室の収縮性（収縮期における圧力の変化率）を評価する指標の一つであり，LVPの一次微分の最大値として求められる．τは，弛緩性を評価する指標（圧力が急速に減少する速さ）であり，左室の圧力が最大値から63.2％まで減少するのにかかる時間から求められる．実際は，一般のカテーテル室で用いられている"fluid filled catheter"システムの圧波形はノイズが多いため，他のパラメータと合わせて解釈する必要がある．また，臨床解釈するうえで注意が必要な点として，dP/dtmaxは収縮性だけでなく，前負荷，後負荷，HRなどの影響も受ける．ベッドサイドでの使用は，その侵襲性と推定精度に関連する技術的困難さによって制限されている（dP/dtmax基準値：1,350～2,144 mmHg/sec）．

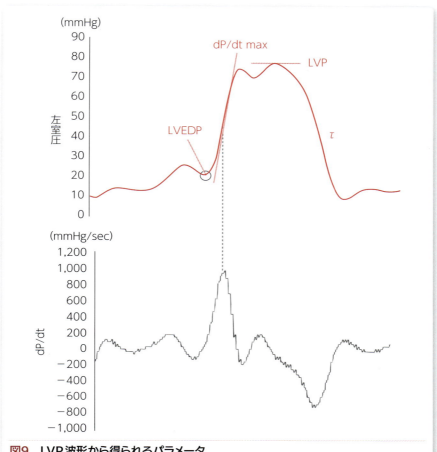

図9 LVP波形から得られるパラメータ
LVP波形（上段）とその一次微分を示す（下段）．LVP波形からは左室拡張末期圧（LVEDP），左室収縮能の指標であるdP/dt max，および左室弛緩能の指標であるτ（タウ）が得られる．

　ベッドサイドモニターから得られるパラメータと，カテーテル室で測定可能なLVPの解釈から，PV loopの構成要素への理解を深めることができる．基準値の範囲内で構成されたPV loopや循環平衡を描出することにより，ループの移動方向からSVの前負荷依存性，後負荷の影響，各種薬剤の期待する治療効果，補助循環装置の力学的作用などを予測できる．また，静脈還流曲線や心拍出量曲線から得た循環平衡から前負荷指標を詳細に把握・評価することは，個々の患者の病態生理をより深く理解するのに有用であり，治療戦略構築の助けとなる．加えてTTEでの容積指標を併用して解析することにより，PV loopの推定精度を高められる．

文献

1) Wilson RF, et al：Pulmonary artery diastolic and wedge pressure relationships in critically ill and injured patients. *Arch Surg*. 1988；123：933-6.
2) Geller BJ：Escalating and de-escalating temporary mechanical circulatory support in cardiogenic

shock：a scientific statement from the American Heart Association. *Circulation*. 2022；146：e50-68.
3) 日本循環器学会ほか：2023年JCS/JSCVS/JCC/CVITガイドラインフォーカスアップデート版PCPS/ECMO/循環補助用心内留置型ポンプカテーテルの適応・操作. https://www.j-circ.or.jp/cms/wp-content/uploads/2023/03/JCS2023_nishimura.pdf（アクセス年月日：2024年11月23日）

臨床に活かすコツ

- dPAPの信頼性はPAC導入時にPAWPとの差を把握する.
- CVPは，左心不全，右心不全，循環血液量過多のいずれでも高値を認める.
- CVPとdPAPはセットで値の変化をみることが，左心，右心の不全を疑う視点になる.
- 低灌流とうっ血状態では，EDV高値とSV低下を認め，EDVからSVを減じることで，ESVの増大を推定することができる.
- 圧パラメータ，SVに併せてTTE指標を一緒に評価を行うことで，PV loopを正しくイメージすることができる.

Column

PV loopを日常臨床でどう活用するか？

　循環器クリニックで外来をしていると，NYHA Ⅱ程度の慢性心不全患者が想像以上に来院されます．外来での心不全患者に対するアプローチは主に二つで，どれだけ標準治療がなされているかの確認とうっ血の有無の確認です．標準治療が十分ではない患者に対しては，薬剤の作用や副作用を考えて，ARNI，β遮断薬，MRA，SGLT2阻害薬を，早急にできる限り標準用量まで投与します．このようなガイドラインに基づいた治療においても約20%の患者は十分な恩恵を被ることができません．さらに，うっ血がある場合には速やかにうっ血を解除して入院を回避するようなアプローチを行う必要があります．そこで，個別医療となりますが，そのときの一助となるのがPV loopです．

　心不全入院時にPV loopが計測してあれば，それに基づきどのように左室前負荷，後負荷，収縮能を上げれば，どのような変化がくるかの予測に役立ちます．PV loopの概念を知っていれば，実際の測定が行われていなくても，心エコー所見，血圧，心拍数，頸静脈拍動，BNP値などである程度の予測は立ちます．たとえば，脈圧の大きいLVEF（EF）の保たれた高齢心不全患者であれば，大動脈コンプライアンスが低下しており，左室内腔が小さく，硬いことが想定されます．そのような心臓のPV loopでは，左室拡張末期容積は小さく，一回拍出量は小さく，さらに等容性収縮の左室圧が低い場所から駆出が始まり，左室圧容積点が収縮末期に向かって左上に急峻に上昇し，左室収縮末期圧が上昇しています．そのようなPV loopをみたときは安易に利尿薬を増量させると血圧が急激に低下して，臓器灌流が低下しやすいため，血管拡張薬を少量併用しながら利尿薬を少量使わないといけないと思います．

　臨床上PV loopの解釈を間違わないように，筆者が注意している点が二つあります．一つは，時間的な概念がPV loopに入っていないことです．等容性収縮と充満では，曲線上同じような長さでも時間がまったく異なります．また，心拍数が異なるとPV loopの比較が困難となります．心不全患者や心不全動物モデルで，左室収縮末期圧容積関係（ESPVR）を求めるために下大静脈をバルーンで遮断して左室前負荷を減らします．その際，当然血圧は低下しますが，経験上20mmHg以上低下すると圧反射により心拍数が増加し，左室収縮末期容積が低下した最後のほうのPV loopは小さくなり，ESPVRは上に凸となり直線回帰が困難となります．二つめは，ESPVRのX軸接点であるV_0が同じ個体で同じ時期であれば同じ位置ですが，個体が異なる，あるいは左室リモデリングが進行していく過程においては異なる場合があります．たとえば，前壁中隔心筋梗塞後の遠心性リモデリングが進みPV loopが大きく右方偏位しているときのV_0は心筋梗塞前と異なります．通常そのような心臓では，ESPVRが平坦になっており，左室前負荷の低下に

伴い左室収縮末期圧はさほど低下しません．しかし，V_0 が大きく右方偏位している場合は，ESPVRが急峻になっており，左室前負荷の低下に伴い左室収縮末期圧は大きく低下し，LVEFの低下した心不全と同じような変化を示すことが，時折みられます．

　このような注意点を踏まえても，病棟はもちろん外来でもPV loopは患者の病態生理の把握に活用できます．重要なことは，個々の患者がどのようなPV loopをもっているか，心エコー検査の情報を利用するように，概念的に理解することだと思います．皆さんが普段行っている治療にどのような意味合いがあるかを理論的に構築してくれるのがPV loopだと思います．その概念を理解することで，必要なときに心血行動態的に正しい標準治療プラスαの治療が行えるように，準備されてはいかがでしょうか．

大西勝也

Ⅲ章 PV loopを深掘る

PV loop マイスターへの道

Chapter 3. Deep Dive into the PV loop: Road to the Meister

III章 PV loopを深掘る──PV loopマイスターへの道

01 心室間相互作用
心室同士のおしくらまんじゅう

> **重要ポイント**
> - 心室間相互作用には，心室中隔・心嚢・血液循環を介した相互作用がある．
> - 収縮期には協調して拍出し，拡張期では拮抗して流入を妨げる．
> - 左房圧の上昇は，血液循環を介して右室の後負荷となる．

心室間相互作用とは何だろうか．I章で解説したとおり，左右の心室はそれぞれに収縮性・拡張性などの固有の性質をもち，後負荷に対して拍出する．しかし，**生体内において左右の心室は接しており，片方の心室圧が他方の心室圧に相互に影響する．このことを心室間相互作用という**．心室中隔を介して接していることは想像しやすいが，それだけではない．心膜によって構成される心嚢内の同じ空間に位置するため，自由壁も心嚢液を介して接している．さらには，血液循環を介して片方の静脈圧は他方の動脈圧の下流圧として影響している（**図1**）．本項では，3つに分類される心室間相互作用について収縮・拡張・後負荷に与える影響に着目して解説する．

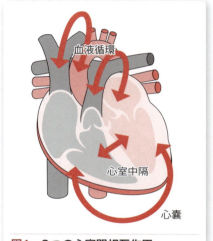

図1 3つの心室間相互作用
心室間の相互作用には心室中隔，心嚢，血液循環を介した3つの相互作用がある．

A 心室中隔を介した相互作用

図1に示すように，心室中隔は解剖学的に左室と右室の共通部分に当たる．心室中隔が左室の容積の約1/4を占める．その厚さは左室自由壁と同等であり，右室自由壁の2倍程度である．自由壁の外圧は心嚢圧となるが，心室中隔は相互の圧となるため，左右の心臓が互いに押し合っている．

左室からみると，収縮時には右室圧（RVP）の上昇により心室中隔が左室側へと押される（**図2**）．左室の収縮の4〜10％，右室の収縮の20〜40％が心室間相互作用によると報告されている[1]．PV loopにおいてはRVPが上昇すると収縮末期圧容積関係（ESPVR）が左にシフトすることが知られているが[2]，右室が左室と同期して収縮することからESPVRの傾きである収縮期末エラスタンス（E_{es}）が上昇したように働く（**図3左**）．一方，

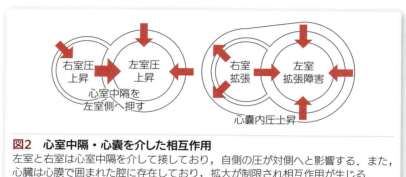

図2 心室中隔・心嚢を介した相互作用
左室と右室は心室中隔を介して接しており，自側の圧が対側へと影響する．また，心臓は心膜で囲まれた腔に存在しており，拡大が制限され相互作用が生じる．

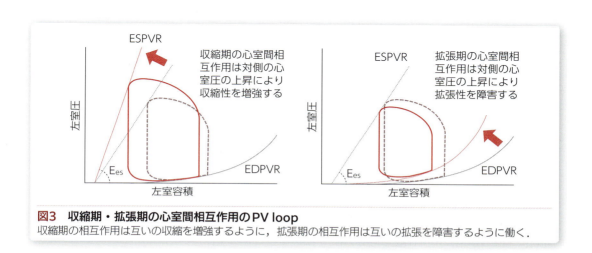

図3 収縮期・拡張期の心室間相互作用のPV loop
収縮期の相互作用は互いの収縮を増強するように，拡張期の相互作用は互いの拡張を障害するように働く．

拡張期にはRVPの上昇により心室中隔が右室方向への拡大が妨げられる．PV loopにおいては拡張末期圧容積関係（EDPVR）が急峻になる（図3右）．つまり，**収縮期には両心室が相互に協調して血液を拍出し，拡張期には相互に拡張を妨げるように働く**のである．

収縮期の心室間相互作用が重要となる特徴的な病態が，左室補助装置植え込み後の右心不全である．左室補助装置により左室の内腔が狭小化し，時には中隔が偏移する．左室圧の上昇がないため，心室中隔が有効に右室の収縮に寄与することができず，右室の収縮性が低下し，右心不全につながる．

拡張期については，以下に述べる心嚢を介した相互作用がある場合に重要となる．

B 心嚢を介した相互作用

図2右に示すように，心臓は1つの心膜で囲まれた腔に存在する．心房を含めた心臓全体の容積が心嚢により制限されていることになる．心室が拡張する際は心房が収縮しているため全体の容積の変化は少ないこと，および心膜自身の弾性により拡大できるこ

とから，正常において相互作用は大きくない．一方で，**心タンポナーデのような心囊圧が上昇している病態では，著明な拡張期の相互作用が出現する**．吸気時に全身からの静脈還流が増加し，右心容積が上昇することにより，心室中隔に加えて心囊を介して左心壁の拡張が妨げられる．左室の前負荷が低下して血圧が低下する病態が奇脈である．このように，心臓外による拡張不全がある病態では，心室間相互作用により輸液をしても左室の拡張につながらず，むしろ拡張不全を増強してしまう可能性に留意する必要がある．

C 血液循環を介した相互作用

　心室中隔や心囊は直接的に接しているため想像しやすいが，左右の心室は一つの循環を形成しており，血管循環を介してもつながっている．「Ⅰ章-8．前負荷」で解説したとおり，左心不全では心拍出量曲線（CO curve）の低下により左房圧（LAP）が上昇する．平均肺動脈圧は[心拍出量（CO）×肺血管抵抗＋LAP]で規定されるため，LAPの上昇は右室にとっての後負荷となる．LAP 20 mmHg，平均肺動脈圧 30 mmHgの左心不全では，なんと後負荷の2/3が肺血管抵抗やCOに依存しないLAPによって規定されることになる．肺動脈圧が正常の2倍程度となるため，**右室機能が正常にもかかわらずCOは低下し，右心不全をきたす**．このように右室において左室からの血液循環を介した相互作用の影響はきわめて大きい．一方で左室からみると，動脈圧に対する右房圧は小さいため，心室間相互作用の影響は小さいといえる．

　本項では心室間相互作用について，3つの機序から解説した．すべての患者において重要となる病態ではなく，基本的にはⅠ章で解説した要素で病態の把握ができる．しかし，時に心室間相互作用が重要となる病態があることを頭の片隅に置いておくことで，適切な病態把握につながることを期待する．

> **MEMO　下流圧の影響を含んだ後負荷を定義する**
>
> 　Ⅰ章で後負荷E_aは血管抵抗と心拍数の積で定義できると述べた．下流圧が後負荷にどのように影響するかについて，E_aの基本概念に戻りながら心臓のポンプ機能である心拍出量曲線を使って説明する．
>
> 　LAPを考慮しないときの右室の心拍出量曲線は下記の式1のように記載できる．
>
> $$CO = S_R \{ \log(RAP - F_R) + H_R \} \tag{式1}$$
>
> 　E_aは，収縮末期圧が平均圧と等しいと近似できると仮定して心室-動脈カップリングを紐解いた概念である．ここで，平均肺動脈圧（PAP）は心拍出により依存するCO×肺血管抵抗（PVR）と，心拍出に依存しない下流圧であるLAPの和である．PV loopでは，E_aの傾きはSVと平均圧の関係を表すことから，LAPは傾きではなく拡

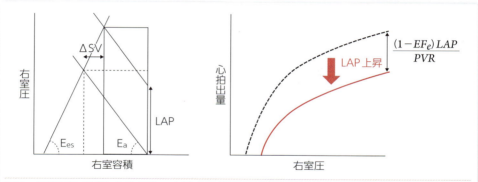

図4 下流圧を考慮した後負荷・心拍出量曲線
下流圧の上昇はE_aラインの上方シフトとしてPV loopに表れ，心拍出量曲線が低下する．

張末期のE_aの高さを規定し，E_aの線を上に平衡移動することになる[3]（**図4左**）．詳細は省くが，LAP上昇によるSVの低下量は式2のように記述できる．

$$\Delta SV = \frac{LAP}{E_{es}+E_a} \tag{式2}$$

$E_{es}/(E_{es}+E_a)$は$V_0=0$とし，下流圧がないときの駆出率に等しいため，実効的EF（EF_e）とすると，LAP上昇によるCOの低下は式3のように記述できる．

$$\Delta CO = \frac{(1-EF_e)LAP}{PVR} \tag{式3}$$

したがって，心拍出量曲線は式4となる．

$$CO = S_R\{\log(RAP-F_R)+H_R\} - \frac{(1-EF_e)LAP}{PVR} \tag{式4}$$

この式から右室の心拍出量曲線はLAPの上昇により低下し，EF_eおよびPVRが小さいほどその影響が大きくなることがわかる（**図4右**）．

左心不全に伴う右心不全において左心不全が解除されることはしばしば経験するが，右心不全も解除されることは下流圧を考慮した後負荷を考えることで病態の理解が進む．

文献

1) Yamaguchi S, et al：Comparative significance in systolic ventricular interaction. *Cardiovasc Res*. 1991；25：774-83.
2) Maughan WL, et al：Ventricular systolic interdependence：volume elastance model in isolated canine hearts. *Am J Physiol*. 1987；253：H1381-90.
3) Sakamoto K, et al：Prediction of the impact of venoarterial extracorporeal membrane oxygenation on hemodynamics. *Am J Physiol Heart Circ Physiol*. 2015；308：H921-30.

Ⅲ章　PV loopを深掘る ── PV loopマイスターへの道

02 一心拍推定法
心室圧を用いた収縮性の計り方

重要ポイント
- PV loopを時間軸で考える．
- 負荷依存性を利用する．
- 一心拍推定法（single beat estimation）の限界を理解する．

　心室の力学的特性は，菅らの提唱した時変エラスタンス［$E(t)$］モデル[1]で精度よく説明できることは，ここまで読み進めてきた読者にはよく理解できたことと思う．とくに収縮末期圧容積関係（ESPVR）の傾き，いわゆる**収縮期末エラスタンス（E_{es}）**は心室の収縮能をよく反映する指標である．E_{es}を測定するには，左室の圧と容積を同時測定しながら（**図1a，b**），短時間（神経反射が起こる前）で前負荷あるいは後負荷を増減させて，複数個の圧容積関係（PV loop）を得る必要がある．それでは，E_{es}は臨床ではどのようにして知ることができるのであろうか．

A　PV loop測定と一心拍推定法

　PV loopを得るには，侵襲的な方法ではあるが，**心室容積はコンダクタンスカテーテル法**を用いて測定し，また，**心内圧測定はカテーテル型圧トランスデューサー**によって同時測定すると，動物実験のみならず臨床においてもPV loopを描くことができる[2]．さらに，E_{es}を求めるためには，前負荷あるいは後負荷を変化させて複数（最低2点）のPV loopを得る必要がある．臨床においては負荷を変化させるために，薬剤投与あるいはバルーンによる下大静脈閉塞（前負荷減少）を行いE_{es}を求める．ただし，この場合は血圧変動に伴う神経反射による心機能への影響が少ない初期の数拍のPV loopを利用する必要がある．このように侵襲的かつ煩雑な手技が必要であるため，コンダクタンスカテーテル法によるPV loop測定は臨床で広く普及するには至っていない．そこで，特定の心拍の前負荷および後負荷の状態のままで，一心拍のPV loopから時々刻々のE(t)やE_{es}を推定する方法が期待された．一心拍だと神経反射などの影響を気にせずE_{es}などを推定できる．具体的には観察された一心拍において，仮にその**心拍が駆出できずに等容収縮のみで収縮を終えた場合に発生する心室内圧（P_{max}）を推定できれば，測定された一心拍の収縮末期圧（ESP）と合わせて2点が利用できる**ので，その心拍の一回拍出量（SV）から，E_{es}を計算することができる[3-5]（**図1b**）．

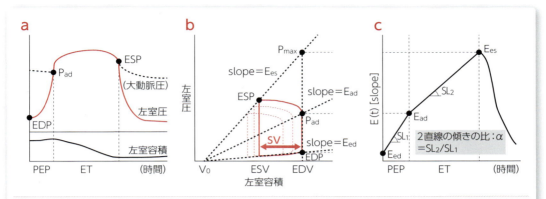

図1 圧・容積波形，PV loop，時変エラスタンスの2直線近似と心時相の関係（模式図）
EDP：拡張期末圧，P_ad：駆出開始時圧，ESP：収縮末期圧，EDV：拡張期末容積，ESV：収縮期末容積，SV：一回拍出量
a：左室圧，大動脈圧と左室容積の時間経過（模式図）
b：V_0 は収縮末期圧がゼロとなる容積軸切片で左室の死腔よりやや大きい．一心拍ではここからPV loopの各時刻の点を結ぶ直線 $[E(t)=P(t)/(V(t)-V_0)]$ の傾きからE(t)曲線が得られる．P_{max} は駆出を行わない仮想的な収縮末期圧である．
c：一心拍でのエラスタンスの時間経過をみたものがE(t)曲線で，前駆出期（PEP）と駆出期（ET）のそれぞれを直線近似した．近似直線の傾きをそれぞれSL_1，SL_2としてその比αを求める．

$$E_{es} = \frac{P_{max} - ESP}{SV} \qquad (式1)$$

　ここで，E(t)曲線について少し考えてみる．E(t)曲線は収縮期末に最大弾性率（E_{max} または E_{es}）を示し，E_{max}とその所要時間（T_{max}）で正規化（**図2**）すると，当初，**負荷に比較的依存せず"common shape"（とくに収縮期）を描く**とされていた[6,7]．ここで，歴史的な心機能指標に触れるが，心時相分析から得られる前駆出時間（PEP）と駆出時間（ET）の比（PEP/ET）など左室収縮時間から求められる指標（**systolic time intervals**）が，一時心機能評価法として注目された時代がある．E(t)曲線が"common shape"であれば，古典的なPEP/ETと組み合わせれば，容易に一心拍からE(t)やE_{es}を推定することができるはずであった．ところが実際には，実験的にさまざまな心収縮性，前負荷および後負荷の条件下でE(t)を求めてみると，等容収縮のみの場合に比べて，**駆出させた場合はE(t)が低下する**ことがわかってきた．また，E(t)曲線は等容収縮のみの場合は正弦波様にみえるが，駆出させると直線的にみえる場合もあることがわかってきた．そこで，この特徴を利用して，ある一心拍の**E(t)曲線を等容収縮期と駆出期のそれぞれを直線で近似**してみた[8,9]．等容収縮期におけるエラスタンスの変化率（近似直線の傾き）に対する，駆出期におけるエラスタンスの変化率（近似直線の傾き）の比（**2直線の傾きの比，図2**）をαとすると，E_{es}はPEP，ETと，拡張期末エラスタンス（E_{ed}），駆出開始時エラスタンス（E_{ad}）から次式で表される（**図1c**）．

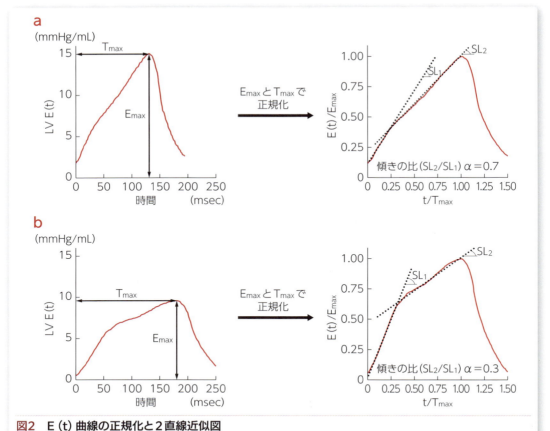

図2 E(t)曲線の正規化と2直線近似図
E(t)曲線をその最大値（E_max）とその所要時間（T_max）で正規化する．動物実験健常例（a）では2直線近似したそれぞれの傾きの比は0.7，急性左心不全モデル（b）では0.3と計算される．

$$E_{es} = E_{ad} + \frac{E_{ad} - E_{ed}}{PEP} \times ET \times \alpha$$

また，この2直線近似E(t)で仮想的に等容収縮のみ行われた場合（大動脈クランプされてまったく駆出しない心室をイメージしてほしい）に発生することが期待される心室最大圧P_maxを推定してみると，P_maxは，PEP，ETと拡張期末圧（EDP），駆出開始時圧（P_ad）から次の式で表される．

$$P_{max} = P_{ad} + \frac{P_{ad} - EDP}{PEP} \times ET \times \alpha \tag{式2}$$

したがって，式1と式2から，一心拍（single beat）推定E_es［E_es（SB）］は，

$$E_{es}(SB) = \left(P_{ad} + \frac{P_{ad} - EDP}{PEP} \times ET \times \alpha - ESP \right) \div SV$$

から計算される．

B 時変エラスタンス[E(t)]の負荷依存性について

このαはどのようにして推定すべきであろうか．詳細は「Ⅲ章-1. 心室間相互作用」に譲るが，少し駆出率（EF）について触れてみる（図3a）．

$$EF = \frac{SV}{EDV}$$

また，PV loop上で収縮期末に注目してみると，収縮性の観点からは，

$$ESP = E_{es}(ESV － V_0) = E_{es}(EDV － SV － V_0)$$

後負荷（実効動脈エラスタンスE_a）の観点からは，

$$ESP = E_a \times SV$$

の関係をPV loopから読み取ることができる（図3b）．なお，V_0は収縮末期圧が0 mmHgとなるESPVRの容積軸切片のことで，心室の死腔よりやや大きい値をとることが知られている．

収縮期末でのE_{es}とE_aから，

$$E_{es}(EDV － SV － V_0) = E_a \times SV$$

$$SV = \frac{E_{es}}{E_{es} + E_a} \times (EDV － V_0)$$

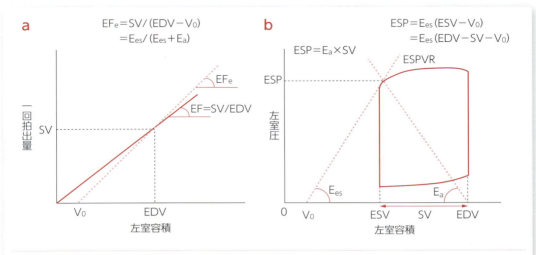

図3 LVEFとPV loopの関係
a：臨床で計算されるLVEF（EF）と，V_0を考慮して最大拍出できる容積から計算される実効LVEF（EF_e）の関係を示す．
b：PV loop上では，左室収縮性（E_{es}）とそれを受ける動脈の後負荷[実効動脈エラスタンス（E_a）]がバランスをとっているところが収縮期末で，その比は心室-動脈カップリングといわれる．

したがって,

$$\frac{E_{es}}{E_{es}+E_a} = \frac{1}{1+E_a/E_{es}} = \frac{SV}{EDV-V_0} \fallingdotseq \frac{SV}{EDV} = EF$$

が導かれる. $SV/(EDV-V_0)$ は, **実効駆出率 (EF$_e$)** と呼ばれるもので, V_0 を考慮した駆出率を意味している. また, E_a/E_{es} は**心室−動脈カップリング**といわれる心収縮性と後負荷の比率で, 心ポンプ機能を表している[10]. このように, EFは心収縮性と後負荷のカップリングの指標であることがわかる.

　そこで, 先ほど指摘した E(t) の負荷依存性, すなわち α について, EFを用いて推定することを試みた[8]. **図4a**は, イヌ開胸心モデルでコンダクタンスカテーテル法を用いて, さまざまな心収縮性, 後負荷および心拍数(HR)の条件から得られた E(t) の傾きの比 α とEFの関係を示している. 両者は良好な関係であることがわかる. この散布図に, 心不全症例でコンダクタンスカテーテル法を実施し PV loop 測定を行った 13 例から得られた結果を重ねてプロットしてみたところ, 動物実験から得られた結果と同様の傾向にあった. また, EFから推定された α を用いて E_{es}(SB)を計算し, 複数心拍から得られた E_{es} と比較してみると, 動物実験例では**図4b**に示すように良好に推定できることが示された. なお, **E_{es} は心臓の大きさにより絶対値が影響を受ける**ため, 臨床例の結果はプロットしていない. 今後, 多数の臨床例での検討が待たれるところである. また, 同時に V_0 も推定できるのであるが, どうしても測定地点から遠い点を外挿することになるため, 負の値が算出されることもあり, 精度の問題は今後解決しなければならない.

C　一心拍推定法の応用

　PV loop からは少し離れるかもしれないが, Hayashiら[9]は同じ枠組みで, **左室容積測定を必要としない E_{es}/E_a のモニタリング方法**を開発した. 詳細は省くが, 平均動脈圧(P_m)と動脈拡張期血圧(P_d)と心時相分析から E_{es}/E_a を推定することが可能であることを示した.

$$\frac{E_{es}}{E_a} = \frac{P_{ad}}{ESP} \times \left(1+\alpha\times\frac{ET}{PEP}\right)-1 \fallingdotseq \frac{P_d}{P_m}\times\left(1+\alpha\times\frac{ET}{PEP}\right)-1$$

$$\alpha = 0.53\times(E_{es}/E_a)^{0.51}$$

　この2式の連立方程式を1心拍ごとに解析的に解くことで, E_{es}/E_a 変化のモニタリングを可能とした. この方法で平均血圧(P_m)と E_{es}/E_a の2因子を知ることにより, **同じ平均血圧(P_m)であったとしても, E_{es}/E_a の変化から, 循環動態にどのように変化が起きているか**, 具体的には収縮性(E_{es})の影響か血管抵抗 [E_a = 総血管抵抗(R)/心周期長(T)] の影響かを推定することが容易となる. いずれにしても, 一心拍推定法は精度など詳細については改善点やまだまだ検討すべき事項があるが, 一度, 計算すれば同一症例の**何らかの介入後の時間経過をモニタリング**したりするのには有用であるかもしれ

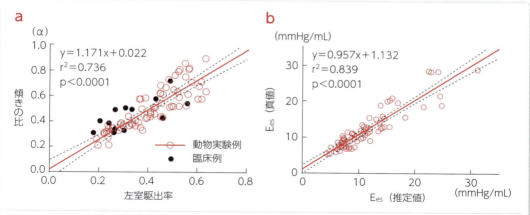

図4 一心拍推定法の実例
a：動物実験（○）で種々の心収縮性，後負荷，HRの条件から得られたLVEFと傾きの比αの関係を示す．回帰直線と95％信頼区間は動物実験の結果のみから計算した．臨床例（●，n＝13）の結果を重ねてプロットしている．
b：一心拍推定法で計算されたE_{es}（推定値）と複数心拍から得られたE_{es}（真値）の関係を示す（動物実験例）．両者は傾きが1に近い良好な直線関係にあることがわかる．

ない．

このようにPV loopをみるときに，時間軸も考慮することにより，歴史的なものも含むさまざまな心機能指標の意味を深く理解し，応用することが可能となる．

文献

1) Suga H, et al：Load independence of the instantaneous pressure-volume ratio of the canine left ventricle and effects of epinephrine and heart rate on the ratio. *Circ Res*. 1973；32：314-22.
2) Baan J, et al：Continuous measurement of left ventricular volume in animals and humans by conductance catheter. *Circulation*. 1984；70：812-23.
3) Sunagawa K, et al：Estimation of the hydromotive source pressure from ejecting beats of the left ventricle. *IEEE Trans Biomed Eng*. 1980；27：299-305.
4) Igarashi Y, Suga H：Assessment of slope of end-systolic pressure-volume line of in situ dog heart. *Am J Physiol*. 1986；250：H685-92.
5) Takeuchi M, et al：Single-beat estimation of the slope of the end-systolic pressure-volume relation in the human left ventricle. *Circulation*. 1991；83：202-12.
6) Sagawa K, et al：Chamber pressure-volume relation versus tension-length relation. Cardiac contraction and the Pressure-Volume Relationship, Oxford University Press, Inc., p42-109, 1988.
7) Senzaki H, et al：Single-beat estimation of end-systolic pressure-volume relation in humans：a new method with the potential for noninvasive application. *Circulation*. 1996；94：2497-506.
8) Shishido T, et al：Single-beat estimation of end-systolic elastance using bilinearly approximated time-varying elastance curve. *Circulation*. 2000；102：1983-9.

臨床に活かすコツ

- レガシー的なものも含めて心機能指標を循環器系各要素の固有の性質で記述すると，負荷依存やHR依存などについて理解が深まる．

9) Hayashi K, *et al* : Single-beat estimation of ventricular end-systolic elastance-effective arterial elastance as an index of ventricular mechanoenergetic performance. *Anesthesiology*. 2000;92: 1769-76.
10) Sunagawa K, *et al* : Optimal arterial resistance for the maximal stroke work studied in isolated canine left ventricle. *Circ Res*. 1985;56:586-95.

Ⅲ章　PV loopを深掘る──PV loopマイスターへの道

03 心臓エナジェティクス
PV loopでわかる心臓の仕事

重要ポイント
- PVAは心室の仕事量を表し，心筋酸素消費量（MVO_2）に直結する．
- 収縮性［収縮期末エラスタンス（E_{es}）］と後負荷E_aのバランスで心臓の仕事効率が決まる．
- 正常心ではE_{es}とE_aは最適な心筋エネルギー効率となるよう調節されており，心不全ではそのバランスが破綻する．

A 心臓の仕事

　　心臓の仕事とは，一般的に心臓が動脈の圧（afterload）に対抗し血液を駆出することによる圧容積仕事を指し，これを外的仕事（EW）と称する． ヒトにおける1心拍あたりの駆出量は約90mLで，心拍数を60回/分と仮定すると，毎分の駆出量は約5Lとなる．これは人生80年間で積み重ねると，約20万トンの血液が駆出されることになる．心臓が駆出する際にかかる後負荷は約100mmHgであり，これは136cmの水柱に等しくその力学的な仕事量は20万トンタンカーを136cmもち上げる仕事量に相当する[1]．

　　菅らは心室の力学およびエネルギー動態の解析のために，心室の時変弾性モデルを提唱した[2]．この心室時変弾性モデルでは，瞬時の圧-容積曲線上の点とV_0を結ぶ線で囲まれた領域の面積がポテンシャルエネルギーを表す．したがって，**PV loopによって囲まれた面積が1心拍中のEWとなる**．また，その原点側にある**収縮末期圧容積関係（ESPVR）と拡張末期圧容積関係（EDPVR）に挟まれた面積がポテンシャルエネルギー（PE）となる**（**図1**）．そして，**EWとPEの面積の合計を収縮期圧容積面積（PVA）**と定義し，菅らはPVAとMVO_2の相関を，後述のイヌの摘出交叉灌流心臓を用いた検証実験で示した．

B PVAおよび収縮期末エラスタンス（E_{es}）の酸素コスト

　　菅らはイヌの摘出交叉灌流心臓を用いて，さまざまな条件下でのPVAとMVO_2との関係性を詳細に検証した．その結果，**図2a**で示されるように，MVO_2とPVAとの間には直線関係が存在することが証明された[3,4]．**このPVA-MVO_2の関係の勾配aは，PVAが増加することでMVO_2がどれだけ増加するかを示し，これを「PVAの酸素コスト」**と名づけた．この関係がほぼ直線であることは，その増加率がPVAに無関係に一定であることを示している．実際，イヌにおけるこの勾配の値は平均して1.7×10^{-5}

03｜心臓エナジェティクス　**139**

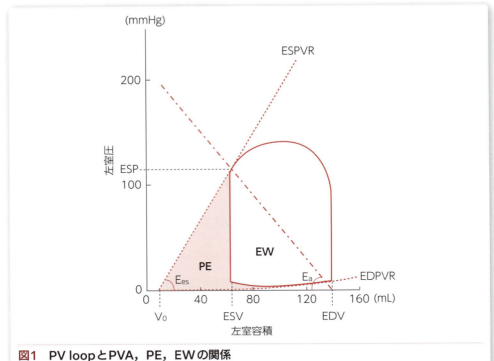

図1　PV loopとPVA，PE，EWの関係
PV loopによって囲まれた面積は外的仕事（EW）を示す一方，その原点側に位置するESPVRとEDPVRに挟まれた部分の面積（網掛け部分）はポテンシャルエネルギー（PE）を示す．
EWとPEの総和を収縮期圧容積面積（PVA）と称する．

（mLO$_2$/beat）/（mmHg・mL/beat）であった[5]．さらに，**図2b**では，カテコラミンやCa^{2+}を冠動脈に注入してE$_{es}$を増加させると，PVA-MVO$_2$関係はコントロールに比べて上方に平行移動することが示された．また，β遮断薬やCaチャネル拮抗薬を用いてE$_{es}$を減少させると，今度はPVA-MVO$_2$関係が下方に平行移動することが示された．つまり，E$_{es}$の変化にかかわらずPVAの酸素コスト，すなわち傾きaは一定であった．PVAがゼロとなるときのMVO$_2$，つまりPVA-MVO$_2$関係のY軸切片は，基礎代謝と興奮収縮関連による酸素消費と考えられる．このうち基礎代謝は，心臓をKCLで停止させることにより直接測定可能である．PVAがゼロとなる無負荷収縮時のMVO$_2$は約4 mLO$_2$/min/100 gであるのに対し，KCLによる停止心のMVO$_2$は約1 mLO$_2$/min/100 gと，1/4程度に低下することが確認された[6]．この結果から，**陽性変力作用薬によるY軸切片に相当する酸素消費量の増加は，主として興奮収縮関連によるエネルギーの増加によるもの**と解釈される．収縮性の亢進は，興奮収縮関連に関与するCa^{2+}の増加により引き起こされ，その過程でCa^{2+}を小胞体へ取り込む際にATPが消費されるためだと考えられる．

　図2cはE$_{es}$の変化と興奮収縮の酸素消費の関連を示す．ここでの**勾配bはE$_{es}$の単位あたりの増加に伴う興奮収縮のMVO$_2$の増分を表し，これを「E$_{es}$に対する酸素コスト」と称する．**具体的には，controlのE$_{es}$（A）（**図2a**）をカテコラミンなどの投与によりE$_{es}$

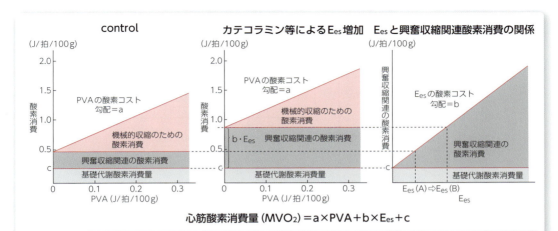

図2　PVAおよびE_{es}とMVO₂の関係

a：心筋100gあたりの1心拍のPVAとMVO₂との関係．薄灰色の部分が基礎代謝によるMVO₂，濃灰色の部分が興奮収縮関連のMVO₂，薄赤色の部分が機械的収縮のためのMVO₂を示す．PVAの増加とともに心筋酸素消費は線形的に増加し，その増加は機械的収縮による酸素消費（PVA依存性酸素消費）によるものである．一方，興奮収縮関連および基礎代謝の酸素消費は一定（PVA非依存性酸素消費）である．この増加分の勾配aをPVAの酸素コストと称する．

b：カテコラミン等によりE_{es}を増加させると勾配aはそのままに興奮収縮関連のMVO₂が増加する．基礎代謝酸素消費量は一定である．

c：E_{es}と興奮収縮関連のMVO₂の関係．E_{es}の増加に伴って興奮収縮関連の酸素消費は線形的に増加し，その勾配bをE_{es}の酸素コストと称する．具体的には，E_{es}を図aの$E_{es}(A)$から$E_{es}(B)$へ増加させた場合，興奮収縮関連の酸素消費はb×[$E_{es}(B) - E_{es}(A)$]だけ増加する．基礎代謝酸素消費量を示す切片cは無負荷収縮時にKClにより心停止させることで計算される．勾配bの逆数は収縮の経済性を示し，bの増大は収縮性の亢進が不経済であることを示す．

以上から，MVO₂はa×PVA+b×E_{es}+cという式で表すことができる．

(B)（図2b）まで増大させた場合，基礎代謝の酸素消費量を表す切片cに，E_{es}に対する酸素コストの勾配bとE_{es}(B)の積を加えた値が図2bにおけるPVA非依存のMVO₂となる．つまり，MVO₂はa×PVA+b×E_{es}+cという式により表され，この式は実験データからも導き出される[7]．aの不変性は強心薬自体が心筋の収縮効率に影響を与えないことを示す一方，bの不変性はカテコラミンの種類にかかわらず，E_{es}の上昇が酸素の浪費を引き起こすことを示す．さらに，勾配aの逆数は収縮効率を，勾配bの逆数はE_{es}の経済性を表す．

C　実効動脈エラスタンスE_aとPVAの関係

前項「2．一心拍推定法」で述べたようにPV loopは収縮性を示すE_{es}だけで決定されるものではなく，拡張末期容積（EDV）と実効動脈エラスタンス（E_a）によっても規定される．図3はE_{es}およびEDVが一定（E_{es}＝2.1 mmHg/mL，EDV＝140 mL）の条件下でE_aを変化させたときのPV loopの変化，および一回拍出量（SV），LVEF（EF），PVA，EW，PEおよびPVA中のEWの割合をシミュレーションモデルにて算出した結果である．E_aが高まるにつれて，PV loopは右上方向にシフトする．SVおよびEFは低下する一方で，

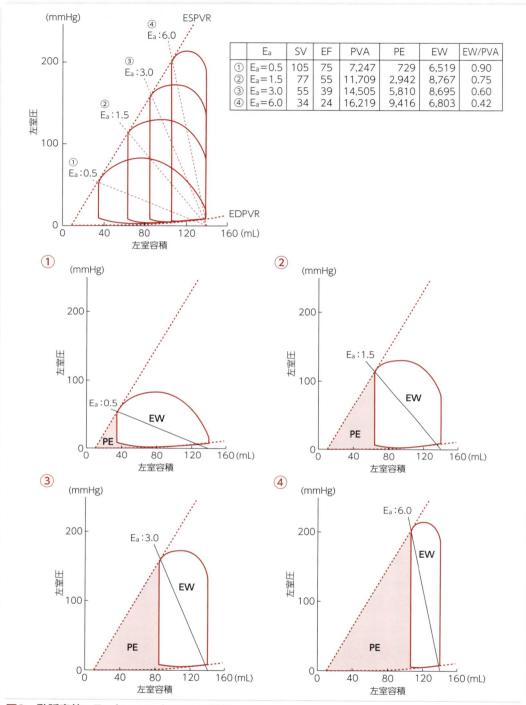

図3 動脈実効エラスタンス E_a とPVAの関係

$E_{es}=2.1\,mmHg/mL$，EDV 140 mLに固定した状態でE_aを0.5，1.5，3.0，6.0 mmHg/mLと上昇させたときのPV loopを示す．
E_aの増加に伴い，PVAも増加する一方，SVおよびEFは徐々に減少し，PVA内のEWの占める割合も同様に徐々に減少していく．この結果は後負荷が増加するにつれてMVO_2が増加し，一方で外的仕事に使用する酸素消費の割合が低下することを示唆する．

心筋酸素消費と相関するPVAは増大する．E_aが低い場合，つまり収縮末期血圧（ESP）≒平均血圧（MAP）が低いと，PVA中のEWの面積比率が大きくなり，より少ない心筋酸素消費で効率的に心拍出を得ることが可能であることがわかる．

心原性ショックに対するカテコラミンによる昇圧はα作用による血管収縮の効果が大きいが，これにより血管抵抗が上昇し血圧を上昇させる．しかしながら，とくに左心機能が大きく低下している場合，心拍出とEFのさらなる低下，および血圧上昇によるPVAの増大を招く可能性がある．さらに，β作用によるE_{es}の増加は興奮収縮関連の酸素消費も増大させる．**カテコラミンは心拍出量（CO）を減少させながらもMVO_2を増大させる可能性があり，その結果，心原性ショックを増悪させる可能性のある二面性をもっている．**また，慢性心不全心においても，後負荷の増加はCOの低下やMVO_2増大を誘導する．**利尿薬によるEDVの減少やβ遮断薬による心筋酸素消費の減少と同様に，血管拡張薬による後負荷の減少はCOを増やすとともに心筋酸素消費効率を是正する．**

D エネルギー効率からみた生体によるE_{es}とE_aの自動調整

生体は心臓と血管系をそれぞれ独立に制御する能力を有しており，最小限のMVO_2で最大のEWを得るように，心臓と血管系は自動調整されることがわかっている[8]．

図1からEWはSV×ESP，PEは0.5×（ESV−V_0）×ESPで近似することが可能で，ここにESP=E_a×SV，ESP=E_{es}×（ESV−V_0）を代入すると以下の計算式が導き出される．

$$EW = \frac{E_a}{(1+E_a/E_{es})^2} \times (EDV-V_0)^2$$

$$PVA = \frac{E_a(1+E_a/2E_{es})}{(1+E_a/E_{es})^2} \times (EDV-V_0)^2$$

MVO_2からの心臓仕事への変換効率はEW/MVO_2として計算できる．前述のとおり，MVO_2はa×PVA+b×E_{es}+cで表現でき，動物の結果[11]から下記の通り算出できる．

$$MVO_2 = 1.9 \times 10^{-5} \times PVA + 0.0032 \times E_{es} + 0.0104$$

EDV=45 mL，V_0=5 mLとし，任意のE_{es}とE_aの組み合わせによるEW，PVA，PVA中のEWの割合（EW/PVA），およびMVO_2中のEWの割合（EW/MVO_2）を3次元プロットした3Dグラフ，ならびにE_{es}を7 mmHg/mLに固定した場合の2Dグラフを**図4**に示す．

前負荷（EDV−V_0）が一定のとき，任意のE_{es}およびE_aにおいてEWが最大になる条件は，E_{es}とE_aが等しいときであった（**図4a, b**）．言い換えれば，外的仕事のエネルギー効率（Q_{load}）はE_{es}とE_aが1：1の関係にあるときに最大化され，このときEFは50％となる．次に，任意のE_{es}およびE_aにおいて，MVO_2はE_{es}とE_aが増加するほど増大する（**図4c, d**）．さらに，先に示したシミュレーション結果と同様に，PVA中のEWが

03 心臓エナジェティクス **143**

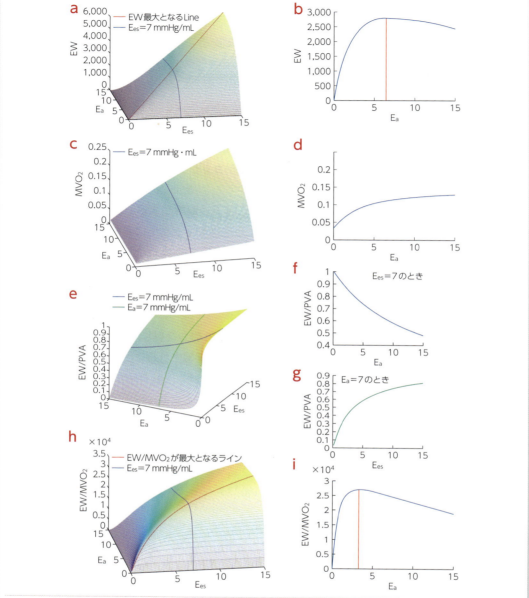

図4 任意のE$_{es}$とE$_a$によるEW，PVA，EW/PVAおよびEW/MVO$_2$の3Dモデル

a：E$_{es}$とE$_a$を任意に変化させたときのEWの3Dモデル（※EDV＝45 mL，V$_0$＝5 mLとして計算）．それぞれのE$_{es}$，E$_a$においてE$_{es}$＝E$_a$となったときに最大のSWを得られる．
b：E$_{es}$＝7 mmHg/mLに固定したときのEWの2Dモデル．E$_a$＝7のときに最大のEWが得られている．
c：E$_{es}$とE$_a$を任意に変化させたときのMVO$_2$の3Dモデル．E$_{es}$とE$_a$が増大するほどMVO$_2$は増加する．
d：E$_{es}$＝7 mmHg/mLに固定したときのMVO$_2$の2Dモデル．E$_a$の増加とともにMVO$_2$は増加する．
e：E$_{es}$とE$_a$を任意に変化させたときのEW/PVAの3Dモデル．E$_{es}$が上昇するほど，E$_a$が低下するほどEW/PVAは上昇する．
f：E$_{es}$＝7 mmHg/mLに固定したときのEW/PVAの2Dモデル．E$_a$の上昇とともにEW/PVAは低下する．
g：E$_a$＝7 mmHg/mLに固定したときのEW/PVAの2Dモデル．E$_{es}$の上昇とともにEW/PVAは上昇する．
h：E$_{es}$とE$_a$を任意に変化させたときのEW/MVO$_2$の3Dモデル．それぞれのE$_{es}$，E$_a$においてE$_{es}$：E$_a$＝2：1となったときに最大の酸素消費効率を得られる．
i：E$_{es}$＝7に固定したときのEW/MVO$_2$の2Dモデル．E$_a$＝3.5のときに最大の酸素消費効率が得られている．

占める割合（EW/PVA）はE_aが低いほど，E_{es}が高いほど上昇し，SVも同様に上昇する（図4e, f, g）．ただしE_aの低下はESP≒MAPの低下をもたらすため，組織灌流圧を維持するという観点からは一定のE_aは必要である．したがって，血管系へのエネルギー伝達の効率という観点からも，心臓の外的仕事であるEWが最大となる条件が生体にとって有効と考えられる．

近年，心原性ショックに対する新たなパラメータとしてCPO（cardiac power output）を指標とした治療戦略が提唱されている[9]．CPOはCO×MAP/451の式で表され，これはエネルギー量を表しているため単位はワットとなる．EW＝ESP×SVであることからMAP≒ESPを用いて，**CPO＝EW×HR/451**という結果が導き出される．要するに，CPOは1分あたりのEWをワット換算したものと解釈できる．EWが最大となる条件，すなわちE_{es}とE_aが等しいときに，CPOもまたその最大値を示すこととなる．

MVO_2に対しEWが最大となる条件，すなわちEW/MVO_2が最大となるのは，E_{es}＝$1/2 E_a$である．つまり，MVO_2に対するエネルギー効率（Q_{heart}）はE_{es}とE_aの比が約2：1となるときに最大化され，このときEFは66％となる（図4h, i）．Q_{load}およびQ_{heart}の概念については，Kubotaら[10]が頸動脈洞への圧刺激による正常麻酔下のイヌで，またHayashidaら[11]が運動刺激を用いた正常覚醒下のイヌでそれぞれ研究を行っている．いずれの状況下でも，生体はQ_{load}およびQ_{heart}の最大値となるE_a/E_{es}が0.5〜1.0の範囲内となるように心収縮性を示すE_{es}および実効的な動脈特性を示すE_aを適時調整し，MVO_2からのエネルギー効率および心臓から動脈系へのエネルギー伝達を最適化していることを示した（図5）．==心原性ショックや重症心不全患者では，心拍数や末梢血管抵抗が上昇し，E_aも上昇する．この状態では，心筋のエネルギー効率が低下し，薬物療法のみでの改善は難しいため，適切なタイミングで機械的補助循環の導入を検討することが重要である．補助循環の使用によって，心臓の負荷を軽減し，全身の臓器灌流を改善することが期待できる．==

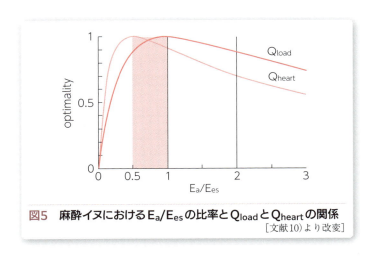

図5 麻酔イヌにおけるE_a/E_{es}の比率とQ_{load}とQ_{heart}の関係
［文献10）より改変］

03　心臓エナジェティクス　145

本項では心臓エナジェティクスの観点からPV loopから算出されるPVAと酸素消費の関連について解説し，さらにはエネルギー効率の観点から適切なE_{es}とE_aの関係についても解説した．心原性ショックや重症心不全患者の心機能復帰をねらうのであれば，単に血圧の維持だけでなく，MVO_2やエネルギー効率も考慮に入れた治療戦略が求められる．また，急性期を乗り越えた後はRAS阻害薬やβ遮断薬といった基本的心不全治療薬を用いた心筋酸素消費抑制やエネルギー効率維持も心保護において重要となる．

文献

1) 菅　弘之ほか：心臓エナジェティクス．心臓力学とエナジェティクス，コロナ社，p34-51，2000.
2) Suga H：Ventricular energetics. *Physiol Rev*. 1990;70:247-277.
3) Suga H, *et al*：Energetics of ventricular contraction as traced in the pressure-volume diagram. *Fed Proc*. 1984;43:2411-3.
4) Suga H, *et al*：Cardiac oxygen consumption and systolic pressure volume area. *Basic Res Cardiol*. 1986;81 [Suppl 1]：39-50.
5) Suga H, *et al*：Ventricular systolic pressure volume area as predictor of cardiac oxygen consumption. *Am J Physiol*. 1981;240：H39-44.
6) Suga H, *et al*：Effect of positive inotropic agents on the relation between oxygen consumption and systolic pressure volume area in canine left ventricle. *Circ Res*. 1983;53:306-18.
7) Suga H, *et al*：Prospective prediction of O2 consumption from pressure-volume area in dog hearts. *Am J Physiol*. 1987;252：H1258-66.
8) Burkhoff D, *et al*：Ventricular efficiency predicted by an analytical model. *Am J Physiol*. 1987;250：R1021-7.
9) Fincke R, *et al*：Cardiac power is the strongest hemodynamic correlate of mortality in cardiogenic shock：a report from the SHOCK trial registry. *J Am Coll Cardiol*. 2004;44:340-8.
10) Kubota T, *et al*：Dynamic effects of carotid sinus baroreflex on ventriculoarterial coupling studied in anesthetized dogs. *Circ Res*. 1992;70:802-12.
11) Hayashida K, *et al*：Mechanical matching of the left ventricle with the arterial system in exercising dogs. *Circ Res*. 1992;71:481-9.

臨床に活かすコツ

● 心不全では心室の収縮性が低下するのみではなく，その機械的効率やエネルギー効率も悪化する．

● 薬物治療はMVO_2を低下させ，後負荷を減少させることでエネルギー効率を改善させる．

● 低左心機能患者において血管抵抗を上げて血圧を維持するという行為はむしろSVの減少，MVO_2の増大，さらに心臓仕事効率を増悪させ状況を悪化させる可能性がある．

● 心原性ショック，とくに心筋梗塞に伴うショックの対応においては単に血圧維持を目標とするのではなく，心筋酸素需要および全身循環を考慮した管理が望ましく，時に機械的補助循環の介入が必要である．

Ⅲ章　PV loopを深掘る──PV loopマイスターへの道

04 右心のPV loop
左室にはない右室の事情

重要ポイント
- 右心のPV loopを考える際には，正常時の形状が大きく異なる点や左房圧（LAP）の影響，心膜と左室に囲まれていることによる拡張性への影響などに留意する必要がある．
- 右心においても収縮期末エラスタンス（E_{es}）やE_aなどPV loop上の基本的性質の考え方は左心と同様に考えることができ，PV loop解析によって，肺高血圧症を含むさまざまな病態や重症度などの統合的な理解が可能となる．
- 右心のPV loopもベッドサイドで非侵襲的測定によって推定が可能であり，今後臨床現場における使用頻度が増していく可能性がある．

　近年では，右心機能はさまざまな病態において生命予後規定因子であることが広く認識されるようになったが，長年にわたり右心は全身の静脈還流において受動的な導管と考えられていた．その背景には，過去の研究において広範囲に右室を損傷しても心拍出量（CO）を減少させなかったことや，大静脈が直接肺動脈に結合するFontan循環の成立が関与している．しかし，重症心不全で左室補助装置植え込み後の患者や収縮機能が保たれた心不全患者に合併する右心不全は独立した予後不良因子であることが報告され，右心はCO維持に重要な役割を果たしていることも臨床における事実である．右心機能の重要性が浸透してきている今日においても，解剖学的な位置や形状，左室と異なる生理学的特性から右心は統合的な評価が難しい側面がある．左心同様に右心においてもPV loop解析は臨床において有用性が認識されつつあり，右心特有のPV loopの性質や病態による形状の変化，臨床における非侵襲的測定法などが多く報告されている．本項では，右心の解剖学特徴的や生理学的機能，PV loopについてこれまでの知識を整理することで，右心に対する理解を深めていきたい．

A　右心の形態，機能，圧そしてPV loop

　ヒトの右室は三日月型の薄肉構造を呈しており，容積は左室より10〜15%大きく，自由壁は薄く（成人では3〜5mm），心筋重量は左室の1/6〜1/3である．解剖学的に右室は流入路，肉柱部・心尖部，流出路・漏斗部に分けられる．右室の心筋細胞は左室より約15%小さく，右室は容積変化/圧変化で定義されるコンプライアンス（心室の柔らかさの指標）が高いにもかかわらず，膠原線維を30%多く含んでいる．左室心筋は3層構造であるのに対して，右室心筋は2層構造であり，表層の線維は円周方向に形

04 ｜ 右心のPV loop　147

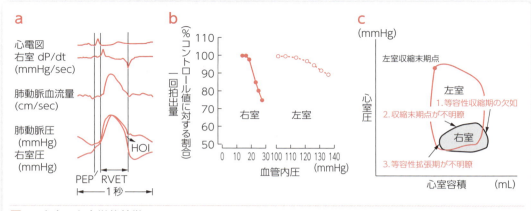

図1　右室の心力学的特徴
HOI：hangout interval，PEP：前駆出時間，RVET：右室駆出時間
a：右室の心電図，肺動脈血流，肺動脈圧，RVP
b：右室，左室の血管内圧に対する一回拍出量（SV）の変化
c：左室と右室 PV loop の形状の違い
[a, b：Haddad F, et al：*Circulation*. 2008;117:1436-48，c：Friedberg MK, Redington AN：*Circulation*. 2014;129:1033-44 より引用]

成され，深層では縦方向優位の心筋線維で形成されている．右室では深層の線維が多いため，右室収縮のうち約75%を縦方向の短縮が占めている．また，右室の駆出には中隔を介する左室収縮も重要な役割を担い，右室拍出量の20～40%に寄与する[1]．

　右室の役割は，全身から還流した静脈血を受け取り，左室と同じ量のCOを肺動脈に送ることである．左室内の血流は渦形成が主であるのに対して，右室は心尖部が流出部よりもわずかに早く収縮し蠕動運動のような動きをするため，血流は流入路から流出路まで滑らかな曲線を描く．これにより**右室の重要な機能は，大きな拍出圧を発生させることではなく，さまざまに変化する静脈還流の流れを整えながら少ない仕事量で肺循環系に送ることにある．**

　肺循環系が低圧系であるため，正常の右室収縮期圧は20～30 mmHg，拡張末期圧は0～8 mmHgであり，左室と比べて非常に低い．心室圧波形を記録すると，輪郭が丸い左室圧とは対照的に右室圧（RVP）は収縮早期に最大圧となり弛緩時は急速な圧低下がみられる．また，興味深いことに流出路における血液の流動により，RVPが肺動脈圧よりも低くなった後も肺動脈への駆出が持続するとされる（**図1a**）．心力学的に右室は壁厚が薄く，コンプライアンスが高いことから前負荷の増加には耐えうるが，後負荷の急激な上昇に対しては弱く容易にCOの低下を招く（**図1b**）．

　健常における右室のPV loopは三角形を呈し，四角形である左室のPV loopと比較して下記の異なる特徴がある．1) **等容性収縮期がみられずRVPの上昇とともに容積が減少する，**2) **RVPがピークに達しその後の下降する時期にも容積が減少を続ける，**3) **等容性拡張期が明確でない**[2]（**図1c**）．これらの具体的機序は明確でないが，肺循環系が全身循環系と比較して低インピーダンス［心拍数（HR）よる変動まで含めた抵抗の概

念]，高コンプライアンスであることに起因するといわれている[3]．さらに，肺循環は体循環と比較して近位血管の抵抗に相当する特性インピーダンスの絶対値は低いものの，血管抵抗に対して割合が高いため，右室は左室よりも収縮早期の心室圧上昇が早い．

B 右心の収縮末期圧容積関係（ESPVR）

ESPVRは負荷を変化させたときの収縮末期点の軌跡であり，左室と同様に右室のESPVRも概ね直線である．また，ESPVRの傾きであるE_{es}は負荷に影響されない心室固有の収縮性を表す．右室のESPVRは左室と同様に前負荷，後負荷を変化させて収集した圧容積関係から算出され，ヒトの右室のE_{es}は左室と同様の測定方法で計測した場合，右室のほうが低い（RV：1.30 vs. LV：5.48mmHg/mL）[4]．

また，ESPVRの直線上において圧がゼロとなる点の容積は，心室の無負荷血液量（V_0；unstressed volume）と呼ばれ，心室内の血液を心室圧がゼロになるまで脱血した場合に心室内に残存している血液量である．ヒトの右室のV_0は左室と比較して高値であり（RV 46±21 vs. LV 18±16mL），左室とは異なる特性をもつ．左室のV_0は心周期でほぼ不変であるのに対して，右室におけるV_0は心周期のなかで変化し，とくに収縮開始後から時間に反比例して低下する．この右室のV_0が心周期内で変化する理由は，心室間の筋特性の違いや線維の方向性の違いによるものと考えられている[5]．

C 右心の拡張末期圧容積関係（EDPVR）

拡張末期点の軌跡であるEDPVRは，左心と同様に拡張性の指標である．ESPVRはおおよそ直線である一方で，EDPVRは指数関数状の曲線と見なすことができ，$EDP = \alpha e^{\kappa \times EDV} + \beta$で近似されることが多い．EDPVRにおける拡張性を表す係数κは拡張期の心室硬度を表す．モノクロタリン（MCT）投与による肺高血圧を誘発したラットモデルでは，肺高血圧の進行に伴い右室肥大による拡張性の低下を反映してEDPVRは左側に偏位した．ヒトにおいて肺動脈性肺高血圧症（PAH）患者は健常者と比較して硬度定数κが著しく増加し，疾患の重症度と密接に関連するとされている[6]．

さらに，EDPVRには心室間相互作用が顕著に影響する．さまざまな実験方法による検証により，左室の拡張は，右室のEDPVRを左側に移動させることが報告されている[7]（**図2a**）．心室間相互作用は対側心室の拡張性を低下させるが，心室の過剰な前負荷を制限し血行動態の安定に寄与している可能性がある．とくに肺高血圧症における右室においては，心膜除去により右室は過剰な伸展および心収縮の低下を招くとされている（**図2b**）（詳細は「Ⅲ章-1．心室間相互作用」参照）．

D 右心のE_a

収縮末期圧（ESP）は左心において経験的に平均動脈圧で近似されるが，健常人にお

04 ｜ 右心のPV loop **149**

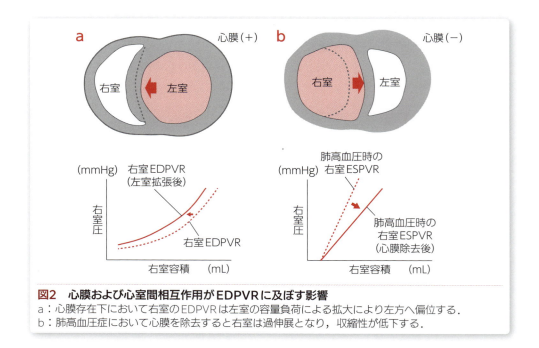

図2　心膜および心室間相互作用がEDPVRに及ぼす影響
a：心膜存在下において右室のEDPVRは左室の容量負荷による拡大により左方へ偏位する．
b：肺高血圧症において心膜を除去すると右室は過伸展となり，収縮性が低下する．

いては右心のESPは平均肺動脈圧（mPAP）とほぼ等しいとされる．この近似は肺高血圧が存在する場合には困難とされていたが，近年では肺高血圧患者でもESP＝1.65×mPAP－7.79で近似できると報告されている．E_aはHRと血管抵抗によって傾きが決まり，心室の駆出量を決定する重要な要素である．さらに，一回拍出量（SV）は$E_{es}/(E_{es}+E_a)×(EDV-V_0)$と表現されるため，$E_{es}$と$E_a$の傾きのバランスと前負荷でSVが決まる．==右心のE_{es}は左心よりも低く，予備力も乏しいため，SVを保つためには十分な前負荷だけでなくE_aを低く保つことの重要性がわかる．==

　左心では「Ⅰ章-5．後負荷」で説明した仮定のもとで，E_a＝体血管抵抗×HRで近似でき，PV loop上のESP/SVと一致するが，右心においては同様の単純化は困難であることが少なくない．その理由の一つは，右心の後負荷には肺循環系が低圧であることから，肺循環後方の左房圧（LAP）が無視できないことにある．詳細は本章「1．心室間相互作用」に譲るが，LAPが高いほど右心に対する後負荷が増加し，LAPの上昇分だけE_aの起点が上方に偏位し，SVは低下する（**図3a**）[5]．また，肺高血圧症患者では三尖弁閉鎖不全症（TR）を併発することが多いため，解釈に注意が必要である．「Ⅱ章-3．弁膜症」で説明する僧帽弁閉鎖不全症と同様に，TRを併発した場合，右心拍出は肺動脈より低圧系の右房にも拍出され，SVと前方拍出量が一致しなくなり，右室後負荷は低下してE_aは過小評価される（**図3b**）．このように，右心のE_aはさまざまな条件を考慮し解釈する必要があるが，本項においてはE_a＝ESP/SVとして単純化し，以降の解説を行う．

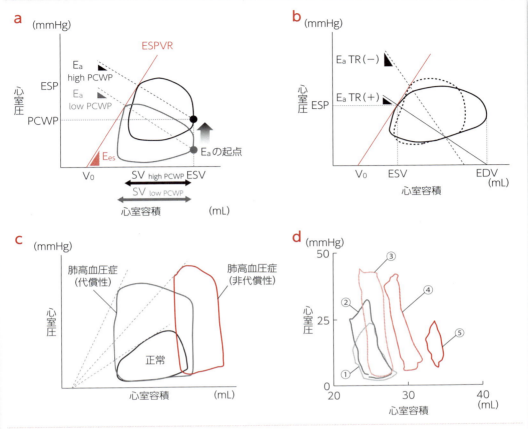

図3 右室 PV loop の特徴

a：LAP が右室の PV loop に及ぼす影響．右室の E_a は PCWP が高くなった分，起点が上方へ偏位する．肺血管抵抗とコンプライアンスが一定の場合，傾きは変わらないため，ESPVR との交点は右上に偏位し，SV は低下する．

b：三尖弁閉鎖不全症（TR）が右室の PV loop に及ぼす影響．TR が併存すると，右室は全収縮期にかけて肺動脈および右房に拍出するため，拡張末期から収縮末期まで容積がより低下する．右室は肺動脈だけでなくより低圧の右房にも拍出を行うため，TR がない場合（点線）と比較して TR が有る場合（実線）の PV loop の幅は大きくなり，E_a は低下する．

c：肺高血圧症による右室の PV loop 形状変化．右室の PV loop は健常人では三角形を呈しているが（黒線），慢性的な肺高血圧症患者では収縮性が増加し，四角形を呈するようになり，左室と類似した形状へと変化する（灰線）．肺高血圧症が代償性の範囲内では CO が保たれるが，肺高血圧症の進行による非代償性期には収縮性が低下し loop は右側へと偏位する．

d：急性肺血栓塞栓症時の PV loop の変化．①：塞栓前，②：中等度塞栓後，③：重度塞栓直後，④⑤：重度塞栓後の血行動態破綻時．塞栓前は三角形を呈しているが，中等度塞栓後から収縮末期が明瞭化し，重度塞栓直後は四角形となり左心の PV loop と同様の形態を呈している．血行動態破綻時には徐々に右室容積が増加し，RVP が低下していく．

E 肺高血圧症の PV loop 上の特徴と変化

右室の PV loop は健常において三角形に近い形状を呈するが，病態や負荷状況に応じて形状が大きく変化するという特徴をもつ．肺高血圧症のように右心に対して持続的に後負荷が上昇した状態が続くと，右室は心筋収縮能の増大や，神経性・体液性調節

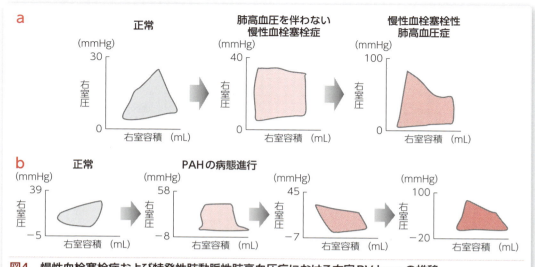

図4 慢性血栓塞栓症および特発性肺動脈性肺高血圧症における右室PV loopの推移
慢性血栓塞栓症では病状が進行すると健常時の三角形から，四角形に変化する．さらに，高血圧症を合併すると，切り込みのある形状へと変化する．PAHでは，健常時の三角形から，二次関数の形状，台形，切り込みのある形状へと変化する．

機構により適応し，SVを増加させて対応する[1]．これにより右心PV loopは，等容性収縮期および等容性拡張期の明瞭化を反映して左心のような四角形へと変化する．しかしながら，収縮能を現状以上に増加させることができない場合には，右室拡大により拍出量を保持するため，PV loopは右側に偏位する．さらに，病状進行により拡大が顕著になると，心室中隔の左室側偏位や三尖弁逆流の出現・増加・右室収縮能の低下により，PV loopは右下に偏位して非代償性右心不全の状態に陥る（**図3c**）．

同じ肺高血圧であっても，慢性血栓塞栓性肺高血圧症（CTEPH）とPAHでは拍動下の肺血管の特性が異なり，肺動脈の圧波形の形状にも違いが認められる[8]．その違いはRVPの波形にも影響しうるが，PV loopの形状にも互いに相違点がみられることが報告されている．慢性血栓塞栓性疾患（CTED）ではPV loopの形状は健常の三角形から四角形に変化しており，肺高血圧を併存した場合（CTEPH）は四角形だけでなく台形を呈するとされる[9]（**図4a**）．一方，PAHではPV loopは台形やノッチのある四角形などさまざまな形状を呈し，loopの形状変化は肺高血圧の重症度と相関することが報告されている[10]（**図4b**）．このPAH患者におけるループ形状の変化は肺血管特性の変化で説明され，肺高血圧の進行に伴う肺動脈コンプライアンスの低下と反射した圧力波が収縮期後半や中期に前方波に衝突することにより流れの減速を起こすことに起因する．近位血栓型のCTEPH患者は遠位型CTEPHやPAH患者と比較して，この反射波がより早くRVPおよび肺動脈血流に影響を与えることが示唆されており，CTEPHとPAH患者におけるPV loop形状の違いは反射波を含む血管特性の違いに起因する可能性がある．

F 急性肺血栓塞栓症（PTE）におけるPV loopの変化

　　慢性的な肺高血圧症だけでなく，急性期疾患においても右室のPV loopはダイナミックに変化する．急性PTEは血栓による血管床減少により急激な右心の後負荷上昇によって致死的な右心不全を招く病態である．動物による急性PTEモデルでは血栓閉塞を徐々に発生させた場合，まず肺動脈圧および右室収縮末期圧が上昇する（**図3d** ①→②）．血栓閉塞が増えると末梢血管抵抗の増加およびHR増加と肺動脈コンプライアンスの低下によりE_aは増加する．右室はE_aの増加に対するAnrep効果と呼ばれる一過性の心筋収縮能の増大作用によりE_{es}は上昇し，肺動脈圧の上昇により右室収縮末期と肺動脈への駆出末期がほぼ同時になりPV loopの左上が斜面から角型に変化する．E_{es}/E_a比は持続的に徐々に低下し，SVは低下するが頻脈によりHRは保たれるため，拡張末期容積（EDV）は増加しない（**図3d** ②→③）．血栓閉塞が著明になるとE_aはさらに増加するが，E_{es}は増加させることができずSVおよびCOは著明に低下し，EDVは増加する．E_{es}/E_a比は著減し，右心不全をきたす（**図3d** ③→④→⑤）．

　　急性の致死的な肺血栓塞栓症では上述のような経緯をたどるが，PAHやCTEPHのような場合にはE_aおよびE_{es}のどちらも上昇し，後負荷上昇に対して線維化やサルコメアの硬化など内因性の心室変化，または右室肥大により右室拡張性の低下（EDPVRの左側への移動）も次第に進行することが報告されている．

G 右室-肺動脈カップリング（E_{es}/E_a）

　　右室においても収縮性E_{es}と後負荷E_aのバランスであるRV-PAカップリングが循環動態に応じ固有の値をとるため，病態進行の把握に有用と考えられている．慢性的な肺高血圧に対して，右室はE_{es}を上昇させるためE_{es}/E_a比は高く保たれるが，肺高血圧症が進行した場合（E_a上昇）や病態進行により右室収縮能が低下した場合（E_{es}低下），E_{es}/E_a比は低下していく（**図5**）．急性肺血栓塞栓症や敗血症性ショックなどのさまざまな病態でE_{es}/E_a比は低下し，薬物治療によっても変化することが報告されており，E_{es}/E_a比のモニタリングが病態進行や治療効果判定に有用であることが示唆される（**表1**）．臨床研究では，E_{es}/E_a比が肺高血圧症患者やHFpEF患者の急性増悪における重要な予後指標であることが報告されている．E_{es}，E_aは健常人，CTED，CTEPHと病態が進行するに従いどちらも上昇するが，E_{es}/E_a比は低下していく．PAHとCTEPHを比較した研究では，PAH患者はCTEPH患者よりもE_{es}およびE_aはどちらも高いが，E_{es}/E_a比は同程度であった．

H 今後の右室のPV loopについて

　　循環器内科領域において経皮的な左室補助装置（LVAD）であるImpella®の使用が一般的となりつつあり，左心に介入するようになったことで右心の問題が浮き彫りになっ

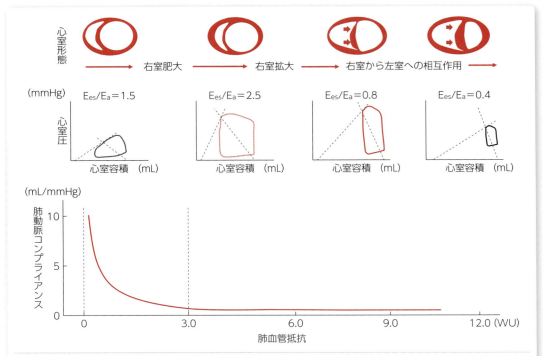

図5 病態進行によるRV-PAカップリングの推移
肺血管抵抗の上昇が持続し，右室の後負荷が上昇した状態が持続すると，Anrep効果などにより右室は収縮性を増加することで対応する．この時点では，RV-PAカップリングは保たれているが，さらに肺高血圧症が進行した場合（E_a上昇）や病態進行により右室収縮能が低下する（E_{es}低下）場合，E_{es}/E_a比は低下していく（アンカップリング）．

表1 各病態，薬剤投与によるE_{es}，E_a，E_{es}/E_a比の変化

モデル	実験動物	E_{es}	E_a	E_{es}/E_a比
急性肺動脈絞扼術	イヌ，ブタ，ヤギ	↓	↑	↓
急性肺血栓塞栓症	イヌ，ヤギ	早期↑／後期→	↑	↓
急性低酸素血症	イヌ	↑	↑	
急性エンドトキシンショック	ブタ	早期↑／後期↓	↑	↓
急性右心虚血	ブタ	↓	↑	↓
慢性左心不全（オーバーペーシングによる）	イヌ	→	↑	↓
薬剤				
プロスタサイクリン	イヌ，ブタ	→	↓	↑
一酸化窒素吸入	イヌ	→	→	→
ニトロプルシド	イヌ	→	→	→
ミルリノン	イヌ	↑	→	
ノルアドレナリン	イヌ	↑↑	↑	↑
ドブタミン	イヌ	↑↑	↑	↑
バソプレシン	イヌ	↓	↑	
フェニレフリン	イヌ	→	↑	↑
吸入麻酔薬（イソフルラン，デスフルラン）	イヌ	→	↑	↓

[Tabima DM, et al：*Physiology*(Bethesda). 2017：32：346-56 より作成]

た．そのため，治療開始前，治療中の右心機能の評価はますます重要視されてきている．心エコー検査や右心カテーテル検査は特定の側面のみの評価となることや容積および圧負荷に影響を受けやすい一方で，PV loop 解析は右室固有の機能を表現することができる．これまでの研究により，右心においても E_{es} と E_a を同時に 1 心拍で推定することも可能となり[11]，E_{es} の推定や P_{max} の推定が標準化されたことで PV loop 解析による右心機能評価に注目が集まっている．近年ではさらに，E_{es}/E_a を推定する方法として非侵襲的に右心カテーテルと心エコー検査の組み合わせや心エコー検査のみから推定する方法が報告されている．それらには三尖弁輪収縮期移動距離（TAPSE）を収縮期肺動脈圧（PASP）で割った比率（TAPSE/PASP），肺動脈脈圧を右房圧で除した値（PAPi），組織ドプラの収縮期波 S'を体表面積で補正した右室収縮末期内腔面積（RVESAi）で割った比率などがある．従来のコンダクタンスカテーテルを使用した侵襲的な PV loop 解析より迅速かつ簡便に使用できることから，今後はとくにベッドサイドでリアルタイムな PV loop 解析による右心機能評価が行われる機会が増えていくと思われる．

文献

1) 早渕康信：右心不全の病態生理と機能評価．日小児循環器会誌 2021；37：295-306.
2) 菅　弘之，堀　正三：右室機能．心臓の適応と制御，朝倉書店，p103-11，1992.
3) Maughan WL, *et al*：Instantaneous pressure-volume relationship of the canine right ventricle. *Circ Res*. 1979；44：309-15.
4) Dell'Italia LJ, Walsh RA：Application of a time varying elastance model to right ventricular performance in man. *Cardiovasc Res*. 1988；22：864-74.
5) Brener MI, *et al*：Invasive right ventricular pressure-volume analysis：basic principles, clinical applications, and practical recommendations. *Circ Heart Fail*. 2022；15：e009101.
6) Rain S, *et al*：Right ventricular diastolic impairment in patients with pulmonary arterial hypertension. *Circulation*. 2013；128：2016-25.
7) Maruyama Y, *et al*：Mechanical interactions between four heart chambers with and without the pericardium in canine hearts. *Circ Res*. 1982；50：86-100.
8) Nakayama Y, *et al*：Pulmonary artery reflection for differentially diagnosing primary pulmonary hypertension and chronic pulmonary thromboembolism. *J Am Coll Cardiol*. 2001；38：214-8.
9) McCabe C, *et al*：Right ventricular dysfunction in chronic thromboembolic obstruction of the pulmonary artery：a pressure-volume study using the conductance catheter. *J Appl Physiol*. 2014；116：355-63.
10) Richter MJ, *et al*：Right ventricular pressure-volume loop shape and systolic pressure change in pulmonary hypertension. *Am J Physiol Lung Cell Mol Physiol*. 2021；320：L715-25.
11) Bellofiore A, *et al*：A novel single-beat approach to assess right ventricular systolic function. *J Appl Physiol*. 2018；124：283-90.

臨床に活かすコツ

- 右心の PV loop においても ESPVR や EDPVR など基本的な考え方は同じだが，右心特有の性質（形状の変化，LAP の影響）を常に念頭に置く．
- 日常臨床で行う心エコー検査や右心カテーテル検査に PV loop 解析を加えることで疾患に対する統合的な理解が深まる．
- 侵襲的な PV loop 解析だけでなく，ベッドサイドで行う簡便かつ非侵襲的 PV loop 解析でも E_{es}/E_a の推定などは評価可能であり，病態把握に役立つ．

Ⅲ章　PV loopを深掘る──PV loopマイスターへの道

05 自律神経調節
脳が決める循環の機能

> **重要ポイント**
> - 交感神経刺激は心拍出量曲線（CO curve）とともに静脈還流曲線も上方シフトすることで循環を修飾する．
> - 交感神経刺激はE_{es}，E_aともに上昇させることから，機械的効率は正常では保たれる一方，心不全になるとE_aの増加が優勢となり効率悪化に向かう．
> - 自律神経の調節によって起立や運動などの労作時でも血圧はある範囲に保たれる．

A 自律神経の循環平衡への影響

　自律神経には大きく交感神経と副交感神経（迷走神経）があり，循環調節に関わっている．交感神経の活動が亢進すると，その心臓作用として，β_1アドレナリン受容体を介して心収縮性の指標である収縮期末エラスタンス（E_{es}）が上昇し，心拍数（HR）も増加する．また，交感神経の血管作用として，α_1アドレナリン受容体を介して末梢血管抵抗（R）が増加すると同時に，腹部臓器の静脈緊張などによって負荷血液量（SBV）が増加する[1]．一方，迷走神経は主にM_2ムスカリン受容体を介してHRを低下させる．迷走神経は心室にも分布しており，心保護作用との関連が示唆されるが，直接的なE_{es}への影響はほとんどない[2]．

　これらの要素のうち，E_{es}，HR，Rによって心拍出量曲線（CO curve）が規定され，SBVによって静脈還流曲線が規定される．静脈還流曲線を右房圧（RAP），左房圧（LAP），静脈還流量（VR）の3軸に拡張した静脈還流平面において，動脈圧反射を介して交感神経活動を変化させると，平面の傾きは変わらずに上下に平行移動する[3]．**図1a**に心拍出量曲線と静脈還流曲線の循環平衡を示す．交感神経活動によって心拍出量曲線の傾きは大きくなり，上方へ移動する．このとき，静脈還流曲線が変化しなければ，RAPは低下する（●→▽）．一方，交感神経活動によるSBVの増加は静脈還流曲線を上方にシフトさせる．このとき，心拍出量曲線が変化しなければ，RAPは上昇する（●→△）．生理的状態では，心拍出量曲線の上昇と静脈還流曲線の上昇はバランスして起こるので，交感神経活動によってCOは増加するが，RAPはあまり変わらない（●→○）．

　図1bに動脈圧反射を介して交感神経活動を動的に変化させたときのE_{es}，HR，R，SBVの血圧調節への寄与を示す．血圧調節において，心臓特性（E_{es}，HR）よりも血管特性（R，SBV）の寄与が大きいことが知られている[4]．

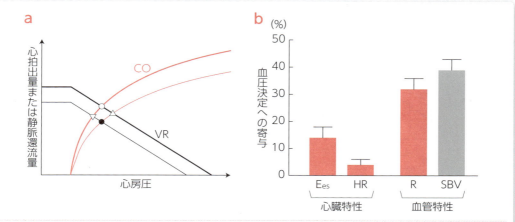

図1 循環平衡と血圧決定因子
a：交感神経が刺激された場合の循環平衡点の変化．交感神経が刺激（太線）されると心拍出量曲線の傾きが増加するとともに，静脈還流曲線も上方へシフトする．結果として動作点は●から○に移動し，心房圧が変わらずに心拍出量が増加する機序が理解できる．
b：坂本らは交感神経を動的に変化させた際の心血管特性の変化を記録し，血圧変化への寄与度を算出した．交感神経を介した血圧制御にはSBVを介した静脈還流の変化が大きく関わっている．

［文献4）より改変］

B 自律神経がPV loop（機械効率）に与える影響

　　自律神経活動がPV loopに与える影響は，1）心収縮性の指標であるE_{es}を介した影響，2）心臓の後負荷を示す実効動脈エラスタンスE_aを介した影響，3）前負荷［拡張末期圧あるいは拡張末期容積（EDV）］を介した影響に分けて考えるとわかりやすい．このうち，E_aはRとHRの積で決まる．

■ E_{es}を介した影響

　　心収縮性が心臓の酸素需要に及ぼす影響については，EDVとE_aを固定して考えると，E_{es}の上昇は一回拍出量（SV）を増加させ，SV×E_aで計算される収縮末期圧（ESP）を上昇させる．心臓の外的仕事（SW）はSW＝SV×ESP，内的仕事は（EDV－SV－V_0）×ESP/2で計算されるので（図2a），両者の和である収縮期圧容積面積（PVA）はE_{es}の上昇とともに大きくなり，結果として心臓の酸素需要は増大する（図2d）．

■ E_aを介した影響

　　後負荷が心臓の酸素需要に及ぼす影響については，EDVとE_{es}を固定して考えると，E_aの上昇はSVを減少させ，ESPを増加させる（図2b）．SWはE_a＝E_{es}のとき最大値を示す．一方，PVAはE_aの上昇とともに大きくなるので，心筋の酸素需要は後負荷の上昇とともに増大することになる（図2e）．

■ 前負荷を介した影響

　　前負荷が心臓の酸素需要に及ぼす影響について，E_{es}とE_aを固定して考えると，EDVの増加はSVとESPを増加させる（図2c）．SWとPVAはEDVの増加とともに大きくなり，心筋の酸素需要は前負荷とともに増大する（図2f）．

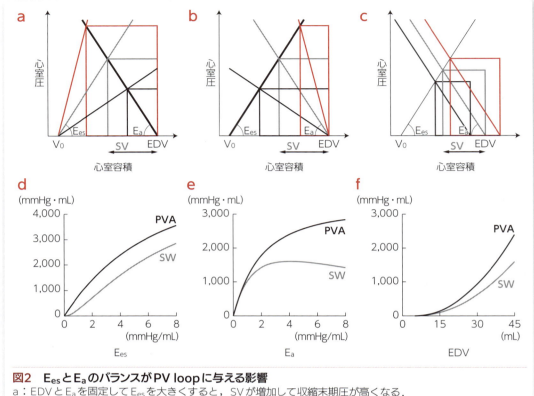

図2 E_{es}とE_aのバランスがPV loopに与える影響
a：EDVとE_aを固定してE_{es}を大きくすると，SVが増加して収縮末期圧が高くなる．
b：EDVとE_{es}を固定してE_aを大きくすると，SVが小さくなり，収縮末期圧は高くなる．
c：E_{es}とE_aを固定してEDVを大きくすると，収縮末期圧は高くなる．
d：条件aのとき，E_{es}の増加はPVAとSWを単調増加させる．
e：条件bのとき，E_aの増加によってPVAは単調増加するが，SWは$E_a = E_{es}$のときに最大値を示す．
f：条件cのとき，EDVの増加はPVAとSWを指数関数的に増加させる．

心臓の機械効率はE_a/E_{es}が約0.5のところで最大になる[5]．頸動脈洞圧反射を介して全身の交感神経活動を動的に変化させたとき，E_{es}とE_aはほぼ同じ時間経過で同じ程度に変化するので，心臓の機械効率は動的にも最適状態に保たれる[6]．**正常心では運動に伴う交感神経活動の上昇はE_{es}とE_aのバランスを崩さないが**[7]，**心不全における交感神経緊張はE_{es}が低下した状態でE_aのみ増加させるので，心臓の機械効率はきわめて悪化する．**

C 自律神経と血圧調節

生体にはいろいろな反射系が備わっているが，血圧の恒常性を維持するうえで大きな役割を果たすのが動脈圧反射系である．動脈圧受容器は血管壁内にある伸展受容器で，左右の頸動脈洞と大動脈弓部に分布して血圧をモニターしている．動脈圧反射系の動作はブロック線図を用いて図3aのように説明されることが多い．**起立負荷などによって**

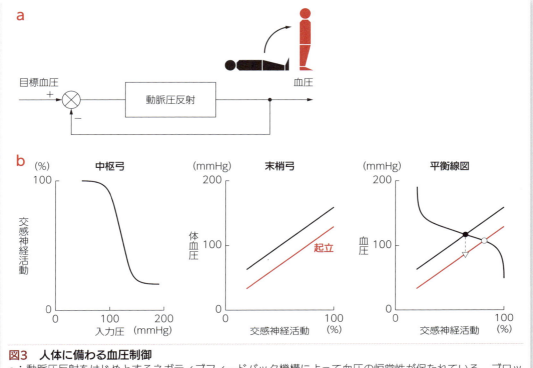

図3 人体に備わる血圧制御
a：動脈圧反射をはじめとするネガティブフィードバック機構によって血圧の恒常性が保たれている．ブロック線図では仮想的な目標血圧を使ってネガティブフィードバック機構を説明することが多い．
b：動脈圧反射を入力圧から交感神経活動までの中枢弓と，交感神経活動から体血圧までの末梢弓に分けて図示すると，中枢弓は逆シグモイド曲線，末梢弓は直線で近似できる．中枢弓と末梢弓を圧−交感神経活動平面に重ね描きすると，両者の交点として血圧の動作点を表現できる（●）．起立負荷で末梢弓が下方シフトすると，中枢弓に沿って交感神経活動が上昇して（○），血圧の低下を防ぐ．

血圧（AP）が下がると，目標血圧AP_{target}とのずれが検知され，動脈圧反射を介したネガティブフィードバックによって，血圧を元に戻すように働く．動脈圧反射のゲインをGとすると，定常状態において

$$(AP_{target} - AP) \times G = AP$$

が成り立つ．つまり，

$$AP = \frac{G}{1+G} \times AP_{target}$$

となる．したがって，Gが無限大のとき，APはAP_{target}に一致する．しかし，ここでいう目標血圧とはいったいどのように規定されているのだろうか．

図3bに動脈圧反射の平衡線図解析を示す[8]．頸動脈洞圧受容器領域を体循環系から分離して実験を行うと，入力圧の上昇につれて，交感神経活動がシグモイド曲線状に低下する（中枢弓）．一方，交感神経活動と体血圧はほぼ直線的な関係を示す（末梢弓）．

これらの中枢弓と末梢弓を圧-交感神経活動平面に重ね描きすると，両者は一点で交わる（●）．これが，起立負荷前の動作点であり，目標血圧を示している．起立負荷を行うと，血液が下半身にシフトすることで末梢弓は下方に移動する．このとき動脈圧反射がなければ交感神経活動は変化しないので，血圧は大きく低下する（●→▽）．動脈圧反射が働くと中枢弓に沿って交感神経活動が亢進するので，血圧は保たれる（●→○）．実際の起立では，筋や前庭系からの入力によって中枢弓の特性そのものが変化するので，よりいっそう血圧は維持されるか，場合によっては起立負荷前より高くなることもある．

文献

1) Fudim M, *et al*：Venous tone and stressed blood volume in heart failure. *JACC.* 2022；79：1858-69.
2) Nakayama Y, *et al*：Heart-rate independent vagal effect on end-systolic elastance of the canine left ventricle under various levels of sympathetic tone. *Circulation.* 2001；104：2277-9.
3) Sakamoto T, *et al*：Impact of baroreflex on venous return surface. *Annu Int Conf IEEE Eng Med Biol Soc.* 2011；2011：4295-6.
4) Sakamoto T, *et al*：Change in vascular properties, not ventricular properties, predominantly contribute to baroreflex regulation of arterial pressure. *Am J Physiol Heart Circ Physiol.* 2015；308：H49-58.
5) Burkhoff D, *et al*：Ventricular efficiency predicted by an analytical model. *Am J Physiol.* 1986；250：R1021-7.
6) Kubota T, *et al*：Dynamic effects of carotid sinus baroreflex on ventriculoarterial coupling studied in anesthetized dogs. *Circ Res.* 1992；70：1044-53.
7) Hayashida K, *et al*：Mechanical matching of the left ventricle with the arterial system in exercising dogs. *Circ Res.* 1992；71：481-9.
8) Sato T, *et al*：New analytic framework for understanding sympathetic baroreflex control of arterial pressure. *Am J Physiol.* 1999；276：H2251-61.

臨床に活かす**コツ**

● 自律神経による循環の調節はPV loopや循環平衡への影響を介して血圧を制御することを主としている．
● 正常心では必要な交感神経調節も心不全になると心機能低下や静脈圧増加の原因となる．
● 病態を読み解くうえで，交感神経活動を推測することは非常に重要である．

Ⅲ章 PV loopを深掘る──PV loopマイスターへの道

06 PV loop 測定法
ダイレクト測定法の世界

> **重要ポイント**
> - 左室PV loopを描くためには，連続的かつ同時に内圧と容積を測定する必要がある．
> - 容積の連続測定には，超音波クリスタル法やコンダクタンスカテーテル法があり，臨床的にはコンダクタンスカテーテル法が使用可能であるが，侵襲度や煩雑さおよび解釈の難しさから，一般的な検査とはなっていない．

　最も一般的な心機能指標の一つであるejection fraction（EF）に代表されるように，心エコーやMRIを用いた心機能評価は，心臓固有の機能ではなく，少なからず外的要因（負荷）の影響を受ける．PV loopは，そのような負荷に依存しない心機能，および心臓の仕事量を視覚的に認識できるツールである．しかしながら，実際に患者のPV loopを取得する機会はほとんどない．それは，PV loopという存在は知られていても，描く方法が一般的ではないからである．本項では，臨床におけるPV loopの取得方法を解説する．

A PV loopを描くために必要な要素

　左室圧（LVP）と左室容積を連続的に測定し，同じ時相におけるLVP–容積を縦軸がLVP，横軸が左室容積となるよう記述すれば，PV loopを描くことができる．リアルタイムで測定した際，圧と容積の変化に応じて反時計回りにループが回転する．PV loopの平面上には時間的要素が含まれないため，脈の速さがループの回転するスピードとして表れる（**図1**）．

　連続的な左室内圧測定は，左室内にカテーテルを留置することにより可能であり，臨床的にも一般的である．しかしながら，左室内圧測定の際に，同時にかつ連続的に容積を測定する方法はあまり知られていない．

B 連続的な左室容積測定法

1 コンダクタンスカテーテル法

　左室容積を連続的に測定する方法として，臨床的にも測定可能であり，最も普及している方法はBannらによって考案されたコンダクタンスカテーテル法である[1]．コンダクタンスカテーテルは，圧トランスデューサとともに，長軸方向に複数の電極が装

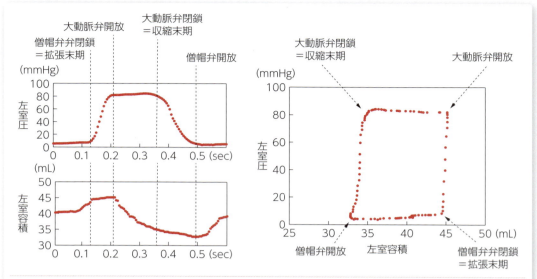

図1　1心拍における左室容積と左室圧の変化とPV loop（自験例）
PV loopとは，左室容積と左室圧を連続的に同時に測定し，縦軸に左室内圧，横軸に左室容積の平面にプロットした軌跡である．

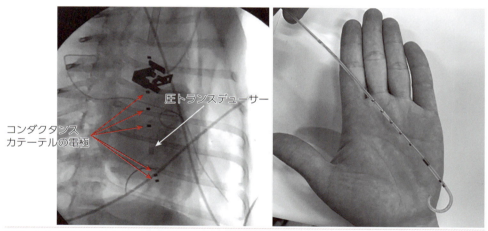

図2　コンダクタンスカテーテルの透視画像と外観（自験例）
圧トランスデューサとともに，長軸方向に複数の電極が配置されたカテーテルがコンダクタンスカテーテルであり，連続的に左室圧と容積の測定が可能である．経皮的に左室に挿入し臨床においても使用可能である．

着されたカテーテルであり（図2），経皮的に左室に挿入して使用することができる．動物実験では，開胸手技のうえ直接左室に挿入する方法も可能である．電極を挟んだ心室を円筒形と仮定し，2つの選択した電極の両端で微弱電流を流して心室内に3次元の電場を形成し，中間電極により心尖から基部までを分割して成分コンダクタンスを求め，それらの総和から，円筒の容積を求める方法である（図3）．**コンダクタンスカテーテル**

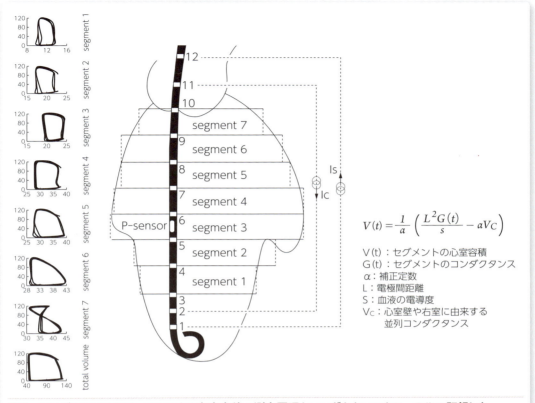

図3 コンダクタンスカテーテルによる左室容積の測定原理とコンダクタンスカテーテルで記録したPV loop

電極を挟んだ心室を円筒形と仮定し，任意で選択した2つの電極の両端から発せられる微弱電流により心室内に3次元の電場を形成し，中間電極により心尖から基部までを分割して成分コンダクタンスの総和から円筒の容積を求めることができる．

[Bastos MB, et al：*Eur Heart J.* 2020；41：1286-97 より引用]

では圧も同時に測定できるため，別途圧測定用のカテーテルを用いずとも，圧と容積のデータを同時に採取することができる．

　Burkhoffらは，摘出心臓において，左室空内にバルーンを挿入して左室容積を測定し，それがコンダクタンスカテーテル法で測定した容積と高い相関関係であることを示した[2]．一方Boltwoodらは，容積を推定する式に含まれる定数が負荷依存に変化する可能性を指摘し，心室内腔の絶対値として使用するには不適切と指摘している[3]．よって，定点的な心室容積を測定する目的においては，簡便さ・正確性の点で他の左室造影，エコー，MRIに劣る．Kassらは，PCIの術中にコンダクタンスカテーテルを用いてPV loopを描き，バルーンで冠動脈を閉塞させたときのPV loopの変化を観察した[4]（**図4**）．近年でも，ハイリスクPCI中に心原性ショックに至った症例（「Ⅱ章-2．虚血性心疾患」参照）[5]や，カテーテル的大動脈弁置換術施行中のPV loopの変化（「Ⅱ章-3．弁膜症」参照）[6]などをコンダクタンスカテーテルを用いて検証した報告がされている．

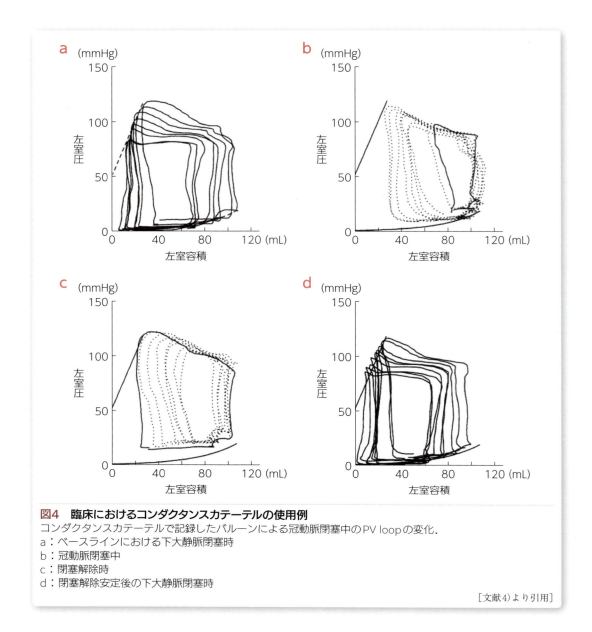

図4 臨床におけるコンダクタンスカテーテルの使用例
コンダクタンスカテーテルで記録したバルーンによる冠動脈閉塞中のPV loopの変化.
a：ベースラインにおける下大静脈閉塞時
b：冠動脈閉塞中
c：閉塞解除時
d：閉塞解除安定後の下大静脈閉塞時

［文献4）より引用］

2 ソノマイクロメトリー法

　　左室容積を連続的に測定する方法として，動物実験においてはソノマイクロメトリー法も使用される．ソノマイクロメトリーは，圧電素子媒体からの音響信号の速度に基づき，2つの素子間の距離を測定する技術である．素子から発せられた電気信号を音に変換し，もう一方の素子に到達するまでの時間と音速から，素子間の距離を計算する仕組みである．動物実験では，この超音波素子を心室に植え込むことで心拍による心腔の移動距離を測定することができる．たとえば，左室基部と心尖部に植え込めば左室長軸径が，中隔と側壁に植え込めば短軸径が求められ，経時的に測定することができる．

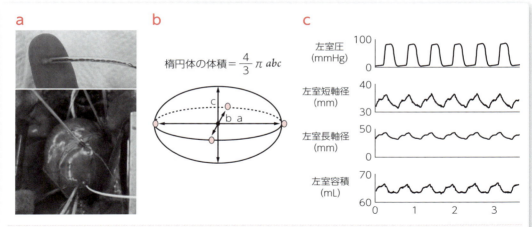

図5　ソノマイクロメトリーの外観と左室に装着した様子：ソノマイクロメトリー法による左室容積の測定原理

a：ソノマイクロメトリーの超音波素子と，左室の基部-心尖部，中隔-側壁の4点にソノマイクロメトリーを装着した様子．圧電素子媒体からの音響信号の速度に基づき，2つの素子間の距離を測定する．超音波素子を心室壁直下に植え込むことで心室内腔2点の連続的な距離を測定することができる．

b：4点にソノマイクロメトリーを装着した際の容積測定の例．図aと図bの距離が連続的に測定できることにより，楕円体の容積を連続的に表示できる．4点装着の場合はb＝cと仮定して上記式を用いて楕円体体積を算出する．さらに前壁-後壁に装着すればabcが測定できることになり，楕円体近似がより正確になる．

c：ソノマイクロメトリーを用いて測定した左室径と，左室圧が連続データとして記録できる．左室径より図bのように左室容積を推定することで，圧と容積を同時に表示する．

この4点に植え込んだ場合は，左室を楕円球体近似して長軸径・短軸径から左室容積を連続的に計算することができる（図5）．図6および動画12にイヌの実験においてソノマイクロメトリーを用いてPV loopを記録し，測定中に下大静脈閉塞を行い，収縮期末エラスタンス（E_{es}）計測，V_0測定を行った様子を示す．E_{es}が，前負荷を変化させても変化しない収縮性であることを理解することができる．なお，**ソノマイクロメトリー法は容積測定のためのツールであるため，PV loopを記録するためには，別に圧測定用カテーテルを左室に挿入する必要がある．**

動画12

PV loopを直接的に臨床で取得する方法は存在し，コンダクタンスカテーテルを用いたさまざまな報告がなされている．一方，連続的な左室容積測定は現代においても簡便には行えず，PV loopを実際に描くことは容易ではない．臨床で入手可能なデータから，その患者のループをイメージし，病態や治療によってどう変化するかを想起することが重要である．

MEMO　収縮末期圧容積関係の直線性とV_0

収縮末期圧容積関係（ESPVR）は，負荷を変えながら収縮末期の圧容積点を直線的に結んだ線である．この傾きは収縮性（E_{es}）を表し，X軸との交点がV_0である．多

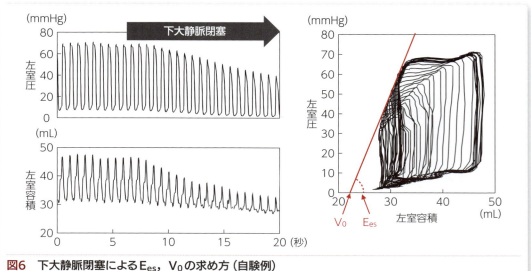

図6 下大静脈閉塞によるE_es，V_0の求め方（自験例）
左室容積と左室圧を同時に測定している状態で，下大静脈を閉塞させると，前負荷の減少によりPV loopが左下にシフトしていく．その際の収縮末期点の軌跡は直線状になり，その直線とX軸との切片をV_0，直線の傾きをE_{es}として求めることができる．

くの教科書においてESPVRが直線で示されているが，菅らが直線性を示す前は，Frankが示したPV loop（図7）によって，上に凸の曲線を示すと考えられていた．その性質や，心機能が変わった際の振る舞いが複雑であり，心力学の解釈が困難であったが，イヌや多くの哺乳類で直線的に扱えることがわかり，心力学の発展に大きく寄与した．あまり意識をせずに直線として記述するが，先人の偉大な功績を感じることができる．

　一方で，V_0は現在まで残る重要な課題である．V_0とは心臓は圧がゼロ（無負荷）となっても心室内に空間があり，その容積を示している．測定するためには，負荷を変えながらPV loopを測定する必要があり，実際の患者で測定することは困難である．「Ⅰ章-5．後負荷」の項で，心臓と動脈の結合において実効的な駆出率はE_{es}とE_aのバランスで決まると説明した．これは，V_0をゼロと見なした場合であることから，V_0が大きくなるほどエコーで測定する駆出率とは乖離する．慢性的な左心不全によりリモデリングが進んでいる心臓ではV_0が大きくなることが知られており[7]，実効的な駆出率と実測する駆出率の乖離は大きくなる．V_0をゼロと見なすことにより，臨床で測定可能なパラメータからE_{es}が推定でき，PV loopを代表とする心力学の解釈が明瞭になることは非常に重要である．その際，リモデリングにより心臓が拡大している場合にはE_{es}の推定において定量的な変化は不明となり，定性的な推定に留まることは理解しておく必要がある．

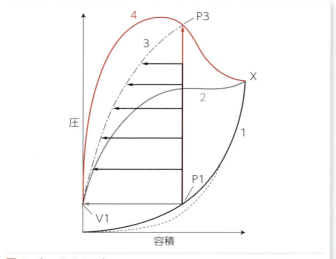

図7 カエルのPV loop
19世紀末にFrankが報告したカエルのPV loop．ESPVRは上に凸の曲線で，等圧性収縮（2）と等容性収縮（4）で異なり，非常に複雑なものであった．
[Kuhtz-Buschbeck JP, et al：*J Mol Cell Cardiol.* 2018；119：96-103 より引用]

文献

1) Baan J, et al：Continuous stroke volume and cardiac output from intra-ventricular dimensions obtained with impedance catheter. *Cardiovasc Res.* 1981；15：328-34.
2) Burkhoff D, et al：Accuracy of volume measurement by conductance catheter in isolated, ejecting canine hearts. *Circulation.* 1985；72：440-7.
3) Boltwood CM, et al：Left ventricular volume measurement by conductance catheter in intact dogs：parallel conductance volume depends on left ventricular size. *Circulation.* 1989；80：1360-77.
4) Kass DA, et al：Influence of coronary occlusion during PTCA on end-systolic and end-diastolic pressure-volume relations in humans. *Circulation.* 1990；81：447-60.
5) Dedic A, et al：Pressure-volume loop analysis in percutaneous coronary intervention-induced shock. *JACC Case Rep.* 2020；2：1882-3.
6) Sarraf M, et al：First-in-man 4-chamber pressure-volume analysis during transcatheter aortic valve replacement for bicuspid aortic valve disease. *JACC Case Rep.* 2021；3：77-81.
7) Burkhoff D：Pressure-volume loops in clinical research：a contemporary view. *J Am Coll Cardiol.* 2013；62：1173-6.

Column

佐川研究室の思い出

　1985年はじめから1987年秋までJohns Hopkins大学生体医用工学科の佐川喜一先生の研究室に留学しておりました．もう35年以上前のことになりますので，これから留学を考えておられる若い先生方にはまったく参考にはならない昔話であるうえに記憶違いもあるかもしれませんことをご了承ください．私は諸般の事情により卒後2年の研修医期間を終えた後，半年で留学をさせていただきましたので，佐川研究室ではじめて研究というものを始めたというのが実状で，佐川先生には大変ご迷惑をおかけしました．しかし，佐川先生とassociate professorのWilliam Hunter博士の丁寧な指導のお陰で，当時の最先端の研究に触れながら，少しずつ心臓力学および血行動態の理解を深めることができました．また，現在も活躍中のDaniel Burkhoff，Joe Alexander，そして故David Yueという大変優秀な3人がMD-PhD programの学生として医学部の実習の暇をみては研究室に出入りしており，彼らからも多くを学ぶことができました．Danが当時発売されたばかりのモノクロモニターのIBM PCを使って現在のシミュレーションプログラムHarviの原型をつくっていたのを思い出します．病院からも当時はfellowだったDavid Kassをはじめ，多くの人が実験やミーティングに訪れ，大変刺激的な環境でした．

　佐川先生のお仕事については圧-容積関係があまりにも有名ですが，摘出灌流心の実験以外にも横浜市立大学から留学された柴田利満先生が心室乳頭筋のメカニクス実験を担当され，また国立循環器病センター（当時）から留学された山崎登自先生は佐川先生が日本時代から続けてこられた血圧調節の研究を進めておられました．圧-容積関係の研究については，臨床への応用拡大に向けコンダクタンスカテーテルを用いた*in vivo*での測定や，その際に観察される収縮末期圧-容積関係の線形性からの逸脱をもたらす要因などの検討がテーマだったように記憶しています．私は，収縮末期圧-容積関係へ収縮様式や冠灌流圧の変化が与える影響を調べていましたが，そのための実験装置は簡単な図面を書けば同じ建物の中にあるマシンショップで作製してもらえる環境が整っていました．当時の生理学系の論文をみると手作り感満載の研究が多くあったように思いますが，佐川先生も実験装置を考案して思ったとおりに動き最初のデータが得られたときが研究で一番楽しい瞬間だとおっしゃっていました．

　最近は，国際学会でも若い先生方は素晴らしい英語で発表や討論をされていますが，当時の日本人にとって英語は大きな問題で，佐川先生も心配されていました．私を含めた3人の日本人は全員佐川先生のお宅の近くのアパートに住んでおり，そこから大学までほぼ毎日佐川先生の車に同乗して通勤していましたが，その車中が英語教室となり，当然研究室では佐川先生との会話でも日本語は禁止でした．またAHAでのはじめての発表の際に

は原稿を見ずに行うようにとのことで，学会の約1ヵ月前から毎日昼休みに佐川先生の前で発表の練習を行ったことを覚えていますが，本番がうまくいったかどうかは記憶にありません．私は摘出灌流心実験のためにイヌの手術をテクニシャンのKenさんと行っていましたが，彼との世間話を通じていわゆる実践日常英会話の勉強もできましたし，釣りなどの遊びに連れて行ってもらったのも楽しい思い出です．

　私の留学以前は，循環器の研究は心臓力学および血行動態解析といった生理学的なアプローチが主流であり，AHAにおいても関連の演題が多く報告されていました．日本にも多くの研究者がおられ，AHAの際に佐川先生を囲む会が盛大に開かれていたことを覚えています．しかし，私の留学中には生化学，細胞・分子生物学の隆盛とともに従来の生理学研究の衰退（？）が始まっていたように思います．佐川先生に伺った話ですが，生理学関係のミーティングで「細胞・分子生物学に振れ過ぎた振り子は必ず戻ってくる」という発言があると「そう思う．しかし，いつかが問題だ」という声が上がり皆黙ってしまうということがあったそうです．現在振り子はまだ戻っていないようにみえます．しかし，ベッドサイドで現在進行中の出来事を理解し適切に対処するには，分子生物学などのミクロの知識のみでは難しく，むしろPV loopを中心とした考え方が重要であると考えている先生も多いのではないかと思います．その意味でもこの本を執筆された先生方の取り組みが広がり，振り子が戻ってくることを期待します．

　私はたいした仕事もできずに留学を終えましたが，帰国の際に佐川先生から下にあります1枚のスライドをいただきました．意味するところは，「PV loopの窓を通して心臓をみる」ということだそうです．まさに今，臨床の場だけでなく，基礎研究においても大事な言葉だと思います．

杉浦清了

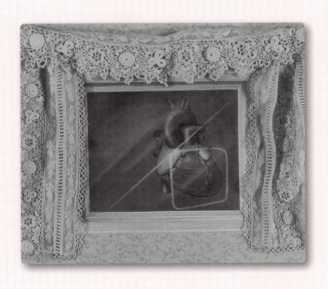

索引

欧 文

cardiac power output(CPO)　113
$E(t)$(時変エラスタンス)　016, 27
ECPELLA(ECMO+Impella®)　101
EDP[心室拡張末期圧(P_{ed})]　061
EDPVR(拡張末期圧容積関係)　035, 082
EDV[心室拡張末期容積(V_{ed})]　061
E_{es}(収縮期末エラスタンス)　026
ESPVR(収縮末期圧容積関係)　016, 040, 083
external mechanical work　012
Fontan循環　147
force-frequency relationship(FFR)　047
Forrester分類　120
global ischemia　080
HFpEF　072
Impella®　098
Lutembacher症候群　092
LV stroke work index　112
LVAD(左室補助人工心臓)　101
LVEF　031
MCFP(平均循環充満圧)　062
MVO_2(心筋酸素消費量)　141
Myocardial Work　113
Nohria-Stevenson分類　121
PAWP(肺動脈楔入圧)　061
P_{ed}[心室拡張末期圧(EDP)]　061
peripheral ECMO　099
P_{RA}[右房圧(RAP)]　061
pressure-strain loop　113
PVA(収縮期圧容積面積)　017, 141
RAP[右房圧(P_{RA})]　061
regional ischemia　080
SBV(負荷血液量)　062
Starlingの心臓法則(Frank-Starlingの心臓法則)　013
SV(一回拍出量)　047
systolic time intervals　133
UBV(無負荷血液量)　062
V-A ECMO(体外式膜型人工肺)　098
V_{ed}[心室拡張末期容積(EDV)]　061
V_{es}(収縮末期容積)　029

和 文

あ行

一心拍推定法　132
一般化循環平衡モデル　018
インピーダンス負荷装置　070
右室-肺動脈カップリング　153
遠心性リモデリング　034

か行

拡張Guytonモデル　018
機械的補助循環　097
求心性リモデリング　034, 073
急性肺血栓塞栓症　153
虚血性心疾患　080
交感神経　157
コンダクタンスカテーテル　132, 161, 168

さ行

左室補助人工心臓(LVAD)　101
実効駆出率　136
時変弾性モデル　027
収縮期圧容積面積(PVA)　017, 141
循環平衡理論　112
循環モニター　116
静脈還流曲線　015
自律神経調節　156
心筋エネルギー効率　139
心筋酸素消費量(MVO_2)　141
心原性ショック　097
心構造　021
心室間相互作用　128
心室機能曲線群　014
心室-動脈カップリング　043, 136
心周期　057
心臓エナジェティクス　139
心タンポナーデ　130
僧帽弁狭窄症　091
僧帽弁閉鎖不全症　093
ソノマイクロメトリー法　164

た行

体外式膜型人工肺(V-A ECMO)　098
大動脈内バルーンパンピング　098
大動脈弁狭窄症　087
大動脈弁閉鎖不全症　090
ダイレクト測定法　161

な行・は行

ネガティブフィードバック　159
肺高血圧症　151

負荷血液量(SBV)　062
不完全弛緩　052,058
平均循環充満圧(MCFP)　062
ポテンシャルエネルギー　139

ま行・ら行

慢性血栓塞栓性肺高血圧症　152
無負荷血液量(UBV)　062
ラプラスの法則　034

PV loop マニュアル［Web 動画付］—心不全を絵解きする

2025 年 4 月 10 日　発行	編著者　循環動態アカデミー
	発行者　小立健太
	発行所　株式会社 南 江 堂
	☎113-8410 東京都文京区本郷三丁目42番6号
	☎（出版）03-3811-7198 （営業）03-3811-7239
	ホームページ https://www.nankodo.co.jp/
	印刷・製本 永和印刷

PV Loop Manual : Drawing Heart Failure
© Nankodo Co., Ltd., 2025

定価は表紙に表示してあります.
落丁・乱丁の場合はお取り替えいたします.
ご意見・お問い合わせはホームページまでお寄せください.

Printed and Bound in Japan
ISBN978-4-524-20447-2

本書の無断複製を禁じます.

JCOPY 〈出版者著作権管理機構 委託出版物〉

本書の無断複製は, 著作権法上での例外を除き禁じられています. 複製される場合は, そのつど事前に, 出版者著作権管理機構（TEL 03-5244-5088, FAX 03-5244-5089, e-mail: info@jcopy.or.jp）の許諾を得てください.

本書の複製（複写, スキャン, デジタルデータ化等）を無許諾で行う行為は, 著作権法上での限られた例外（「私的使用のための複製」等）を除き禁じられています. 大学, 病院, 企業等の内部において, 業務上使用する目的で上記の行為を行うことは私的使用には該当せず違法です. また私的使用であっても, 代行業者等の第三者に依頼して上記の行為を行うことは違法です.